Hanna Kappus

Das Leben ist ein großes
Alzheimer – ein langer Abschied

Gütersloher Verlagshaus

Bibliografische Information der Deutschen Nationalbibliothek

Die Deutsche Nationalbibliothek verzeichnet diese Publikation
in der Deutschen Nationalbibliografie; detaillierte bibliografische
Daten sind im Internet über http://dnb.d-nb.de abrufbar.

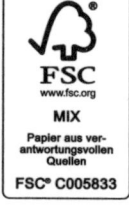

MIX
Papier aus ver-
antwortungsvollen
Quellen
FSC® C005833

Verlagsgruppe Random House FSC-DEU-0100
Das für dieses Buch verwendete FSC-zertifizierte
Papier *Munken Premium Cream* liefert
Arctic Paper Munkedals AB, Schweden.

1. Auflage
Copyright © 2012 by Gütersloher Verlagshaus, Gütersloh,
in der Verlagsgruppe Random House GmbH, München

Coverfoto: © John Nakata / Corbis
Druck und Einband: Těšínská tiskárna, a.s., Český Těšín
Printed in Czech Republic
ISBN 978-3-579-06673-8

www.gtvh.de

GÜTERSLOHER
VERLAGSHAUS

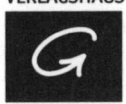

Inhaltsverzeichnis

Ein Wort zuvor

Die Krankheit Demenz ist eine schreckliche Herausforderung. Nach dem Ausbruch der Krankheit, die häufig lange vor der Diagnosestellung liegt, kommt es zu einer stetigen Verschlechterung. Dabei läuft die Krankheit sehr individuell ab. Es lassen sich kaum Vorhersagen darüber treffen, wie sich Verlauf und Symptomatik entwickeln werden. Bei dem einen ist die Sprache sehr früh betroffen, bei dem anderen die Orientierung oder das Alltagswissen. In dem vorliegenden Buch schildere ich die Entwicklung meines Mannes, weil bei aller individuellen Entwicklung der Krankheit auch immer ein Stück des generellen Krankheitsbildes sichtbar wird: die immer stärker werdende Abhängigkeit von Menschen, die sich um einen kümmern, und die schwächer werdende Fähigkeit, sich anderen Menschen mitzuteilen und zu verstehen. Dabei bleibt aber jeder Kranke ein Individuum mit seinen liebenswerten Fähigkeiten. Das zu entdecken ist manchmal schwer, weil die Defizite bei der Beobachtung im Vordergrund stehen. Als Angehörige von Demenzkranken haben wir immer wieder das Ende vor Augen, das unausweichlich auf uns zukommt, und vergessen darüber die fröhlichen Begegnungen, die wir haben könnten, wenn wir uns unbeschwert auf die Erkrankten einlassen würden. Natürlich verändern sich die Menschen mit Demenz, natürlich erleben die Angehörigen einen großen Verlust, doch wenn wir diesen Menschen Möglichkeiten geben, sich in ihrer kleinen Welt ohne Angst zu entfalten, dann können wir Glück und Dankbarkeit erfahren. In den Jahren der Pflege meines Mannes habe ich erlebt, wie schnell sich die Situationen verändern. Kaum hatte ich eine Schwierigkeit im Griff, tauchte die nächste auf. Jede Situation war einmalig und jede Schwierigkeit musste wieder neu bewältigt werden. Trotzdem habe ich viel von den Erfahrungen anderer Betroffener, Angehöriger und Pfleger gelernt. Sowohl Bücher als auch Gespräche halfen mir sehr. Vieles hätte ich früher besser machen können, wenn ich mehr gewusst hätte. Aber zu Beginn der Erkrankung kann man nur ahnen, was auf die Betroffenen zukommt. An manchem Tag klappt etwas, am nächsten gar nicht mehr, weil die Stimmung gerade anders ist oder Irritationen dazukommen. Immer wieder miteinander sprechen und sich immer wieder Anregungen durch Bücher oder Gespräche holen ist eine gute Möglichkeit, dem Kranken nahe zu sein. Ich habe versucht, ein Fotoalbum mit Kindheitsfotos anzubieten, wie es in vielen Büchern zur Erinnerungsarbeit empfohlen wird. Mein Mann hat es nur ganz kurze Zeit angesehen, dann fand er das Zerreißen des Papiers viel interessanter. Auf den Fotos erkannte er kaum jemanden. Ich packte das Album in den Schrank, vielleicht würde es später noch nützlich sein. Diejenigen, die meinen Mann gut gekannt haben in gesunden Zeiten, sind auch jetzt gute Ratgeber. So rede ich viel mit der Familie, mit der Schwester meines Mannes, mit meinen Geschwistern und Freunden. Insofern stellt Biographiearbeit eine nützliche Ergänzung zu der Professionalität der Pflegekräfte dar. Den Demenzkranken zerbricht ihre Welt, sie können sich immer weniger zurechtfinden, haben immer weniger Haltepunkte. Wir Pflegende müssen versuchen, ihren Halt und ihr Selbstbewusstsein lange zu bewahren. Es ist schwer, weil wir vieles am Verhalten des Kranken nicht mehr verstehen können. Reden Sie über Ihre Probleme und holen Sie sich Hilfe! Haben Sie Mut!

Ihre
Hanna Kappus

Die Diagnose Alzheimer

»Es ist Alzheimer« – ich hätte es wissen können. Selten empfand ich diese Welle von Empathie bei einem Arztbesuch. Wir kannten den Arzt noch nicht lange, es war erst der zweite Besuch in der Praxis und ich begleitete meinen Lebensgefährten. Ich fand es sehr einfühlsam, als er sich nach unseren persönlichen Verhältnissen und unserer Beziehung erkundigte. Er wollte wissen, wie lange wir uns schon kannten. Ich ahnte nicht, dass er nur prüfte, ob unsere Beziehung diese Diagnose aushalten könnte.

Axel, mein späterer Mann, war seit vier Monaten krank. Er arbeitete seit 12 Jahren in einer Gemeinschaftspraxis als Internist und die Kollegen hatten vor einigen Monaten Gespräche mit ihm geführt, weil sie meinten, er sei den Anforderungen des Arbeitsalltags nicht mehr gewachsen. Nicht dass irgendwelche Fehldiagnosen zu beanstanden gewesen wären, aber die Akten stapelten sich und die Arztbriefe wurden nicht mehr rechtzeitig geschrieben. Er solle eine Auszeit nehmen. Diese Gespräche bedeuteten eine große Kränkung für meinen Mann. Wir sprachen viel darüber. Die objektiven Tatsachen waren nicht zu übersehen. Mir war auch seit längerem aufgefallen, dass mein Mann sich nicht konzentrieren konnte. Termine wurden übersehen, er vergaß Sachen, die ich ihm morgens gesagt hatte, und er reagierte unwirsch auf Anforderungen. Finanzielle Verhandlungen mit Banken, die er eigentlich souverän führen konnte, machten ihm jetzt Schwierigkeiten.

Merkwürdige Erlebnisse im Laufe der letzten Monate hatten mich irritiert. Nach einer Hochzeitsfeier übernachteten wir im Hotel. Nachts wachte ich auf, weil es an der Tür klopfte. Axel lag nicht mehr neben mir. Ich ging an die Tür, öffnete vorsichtig und sah ihn nackt vor mir stehen. »Lass mich schnell rein, ich hab mich in der Tür versehen«, flüsterte er hastig. Er hatte den

Weg vom Bad ins Bett nicht gefunden und war auf dem Flur gelandet. Während eines Besuches bei einem Freund in Bukarest geschah Ähnliches. Der Freund kam nachts in das Gästezimmer, weckte mich und sagte: »Hol mal deinen Mann ab, der hat sich in mein Bett gelegt und will nicht wieder raus.« Erneut hatte er sich auf dem Weg von der Toilette verirrt und war im falschen Zimmer gelandet. Diese Ereignisse verwirrten mich. Mein Mann sah es gelassen und behauptete, er sei als Kind schon geschlafwandelt, was seine Mutter bestätigte.

Ein anderes Mal war er mit seinem Bruder in einem Restaurant, das etwa zwanzig Minuten zu Fuß entfernt lag. Für den Rückweg brauchten sie aber über eine Stunde. Mein Schwager sagte nur: »Wir sind ganz schön kreuz und quer gegangen.« Während eines Besuches bei meiner Schwester wollte Axel noch einmal kurz Luft schöpfen. Er ging ohne Jacke raus, kam aber nicht wieder, so dass ich mir große Sorgen machte. Wir suchten ihn vergeblich überall. Erst nach ungefähr zwei Stunden kam er durchgefroren wieder zurück. Er sei nur in die Nebenstraße gegangen, sagte er. Diese Stadt mit den kleinen Straßen sei verwirrend. Ein weiteres Erlebnis dieser Kette von Seltsamkeiten war gravierender. Mein Mann kam von einer Fortbildungsveranstaltung spät abends nach Hause, wir gingen sofort ins Bett. Gleich darauf klingelte es. Es war die Polizei. Sie fragten höflich, ob mein Mann mit seinem Fahrzeug gerade getankt hätte. »Ja, natürlich«, antwortete mein Mann. Es sei Anzeige wegen Benzindiebstahl erstattet worden. Sofort sagte mein Mann: »Ich habe vergessen zu bezahlen. Ich habe noch den Ölstand geprüft und dann hab ich es doch tatsächlich vergessen.« Er fuhr sofort hin, beglich den Schaden und nach ein paar Briefen und Gesprächen mit dem Rechtsanwalt wurde das Verfahren eingestellt.

Vielleicht hätte ich dieses Puzzle schon damals lösen können, aber es lagen immer Wochen zwischen den Episoden. Wir hakten diese Ereignisse daher eher unter dem Kapitel Kurioses ab. Manchmal glaubte ich, dass mein Mann ein Alkoholproblem hätte, denn zum Teil waren diese Vorfälle unter Alkoholeinfluss geschehen. Auf jeden Fall sah ich, dass mein Mann überlastet war. Er brauchte dringend Urlaub.

Wir hatten viele Reisen gemeinsam unternommen, waren in Asien und Afrika herumgereist, immer voller Neugier auf neue Erfahrungen und Erlebnisse. Nun mussten wir aber vor allem zur Ruhe kommen. Daher versuchten wir auf Reisen jetzt, einen Kompromiss zu finden zwischen Aktivitäten, Erwartungen an eine anregende Urlaubsatmosphäre und Möglichkeiten, von den Belastungen des Berufsalltags auszuspannen. Wir wählten Griechenland und mieteten uns für zwei Wochen auf Santorin ein wunderschönes Appartement mit Blick auf das Meer. Was als Rückzug und Erholung mit der Aussicht auf einen kraftvollen Neuanfang gedacht war, erwies sich als Beginn eines Albtraums.

Mein Mann, dessen Lebenslust sonst kaum zu bremsen gewesen war, der immer ungeduldig alles erkunden und erleben wollte, saß stundenlang auf dem Balkon, starrte auf das Meer und ließ sich kaum auf Gespräche ein. So hatte ich meinen Mann noch nicht erlebt. Mit Mühe überredete ich ihn zu kleinen Ausflügen. Er hatte in den Urlauben immer die Organisation in die Hand genommen, weil er sich viel leichter tat als ich, Kontakte zu Menschen aufzunehmen. Die englische Sprache machte ihm weit weniger Mühe als mir. Ich machte die Arbeit im Hintergrund. So hatten wir eine gute Arbeitsteilung gehabt. Aber jetzt fiel es ihm schon schwer, sich telefonisch nach Fährverbindungen zu erkundigen. Er musste immer wieder nachfragen und verhaspelte sich dabei. Selbst die einfachsten Fragen konnte er nicht mehr auf Englisch formulieren. Es war, als hätte er die Sprache verloren. Schließlich bat er mich verzweifelt: »Komm, mach du das doch mal.« Ich übernahm und regelte die Anfragen.

Was zu Hause zu den kleinen Episoden des Alltags gehörte, dass von Zeit zu Zeit etwas verloren ging und wir etwas suchen mussten, gehörte jetzt täglich dazu. Mal vergaß er die Brille im Restaurant, dann das Fernglas an der Aussichtsplattform oder die Mütze im Auto. Ich schwankte in meinen Gefühlen zwischen Ungeduld und Angst und machte mir Sorgen, weil er den Weg zu unserer Wohnung nie fand. Ich hatte das Gefühl, ihn nicht allein weggehen lassen zu können. Er war in dem Gassengewirr von ähnlichen Häusern hoffnungslos verloren. Vielleicht war es dieses Verlorensein, das ihn so antriebslos werden ließ. Morgens lag er lange im Bett, schlief oder döste vor sich hin, viel zu lange für einen schönen Sommertag, an dem man doch so viele schöne Sachen hätte machen können.

Eines Tages äußerte er, er würde gerne noch einmal nach Athen fahren. Es sei so lange her, dass er da gewesen sei. Auf meinen Einwand, dass sei aber eine etwas aufwändige Reise und für einen Tagesausflug zu weit, meinte er, es müsse aber doch eine Brücke nach Athen geben. Wir seien doch nicht auf die Fähre angewiesen. Mir stockte der Atem. Das konnte er doch nicht ernsthaft meinen. Eine Brücke nach Athen? Ich machte mir große Sorgen und war vollkommen verwirrt. Dieses Gefühl hielt den ganzen Urlaub an. Abends im Bett weinte ich und wusste instinktiv, dass es hier nicht nur um eine Überarbeitung ging. Mir wurde klar, dass Axel schwer krank war.

Als wir nach Hause zurückgekehrt waren, besserte sich die Situation. Der Alltag in Hamburg lief normal. Mein Mann war in seiner gewohnten Umgebung, Verwandte und Freunde waren wieder da. Dennoch drängte ich zusammen mit den Kollegen auf einen Arztbesuch. Axel gab nach und ging zu einem Neurologen.

Um ihm den Arbeitsdruck zu nehmen, wurde Axel krankgeschrieben. So konnten in Ruhe Untersuchungen durchgeführt werden. Da ich voll berufstätig war, ging mein Mann allein zum Arzttermin. Ich war mir sicher, dass er das schaffen würde, und es gab auch keinen Anlass, ihn dabei zu unterstützen. Er war trotz der Vorfälle im Urlaub fähig, seinen Alltag zu organisieren, und vor allem waren ihm alle medizinischen Diagnosen geläufig. Er war sich als Arzt bewusst, dass er krank war, und so konnten wir vor dem Arztbesuch gemeinsam eine Liste von Auffälligkeiten in seinem Verhalten der letzten Monate erstellen.

Behutsam gingen wir die Entwicklung des Jahres durch und vermerkten die Stichpunkte: manchmal fehlende räumliche Orientierung, Antriebslosigkeit bei der Arbeit, Wortfindungsstörungen. Während unseres Gespräches erschienen mir meine Beobachtungen sehr viel gravierender als seine Darstellungen. Aber ich wollte ihn nicht kränken und die Situation nicht unnötig dramatisieren, darum schwieg ich über die Diskrepanz.

Der Neurologe begann die Untersuchung mit einer ausführlichen Bestandsaufnahme der Lebensumstände. Mein Mann war ein 53-jähriger Kollege, der seit 12 Jahren in einer internistischen Gemeinschaftspraxis arbeitete und für den eine Arbeitszeit von bis zu sechzig Stunden in der Woche nicht selten war. Das war seit Jahren die berufliche Belastung. Hinzugekommen waren allerdings große Probleme im persönlichen Bereich.

Axel und ich hatten uns im November 1978 kennengelernt. Für uns beide war es eine Ausnahmesituation: Ich wohnte und arbeitete in Hamburg und lebte seit kurzem von meinem ersten Mann getrennt. Axel hatte als Assistenzarzt in Freiburg gearbeitet und schrieb noch an seiner Doktorarbeit. Auch er hatte sich gerade von seiner langjährigen Freundin getrennt. Wir lernten uns kennen, als er Freunde in Hamburg besuchte, und verliebten uns. Er verlängerte seinen Aufenthalt und blieb einige Tage bei mir. Wir redeten Tag und Nacht. Ich ging nur noch wie in Trance zur Arbeit. An einem Tag brachte ich ihn zum Bahnhof, er wollte in den Zug steigen, entschied sich dann aber anders und wir fuhren wieder zurück zu mir. Diese Tage erlebten wir beide wie im Rausch.

Es folgten vier Jahre mit der örtlichen Distanz Freiburg – Hamburg mit hohen Telefonkosten. Mindestens ein Wochenende im Monat verbrachten wir miteinander und natürlich die Urlaube. Axel hätte wohl noch länger weiter so leben können, aber ich sehnte mich nach einem gemeinsamen Leben mit ihm auch im Alltag. Diese unterschiedlichen Auffassungen prägten unsere Auseinandersetzungen. Dennoch entschieden wir uns, 1982 zusammenzuziehen. Axel kam nach Hamburg, wir wohnten in meiner Wohnung. Es folgten schöne gemeinsame Jahre, in denen wir uns ausgezeichnet ergänzten. Axel lebte sehr intensiv, er genoss das Leben und strahlte Freude aus. Wir hatten einen großen Freundeskreis, feierten viel, machten viele Reisen, lernten andere Länder kennen und schlossen auch dort Freundschaften. Axel fiel es leicht, Kontakt aufzunehmen. Er war offen und fröhlich, konnte gut unterhalten, hatte Witz und war für die meisten Gesellschaften eine Bereicherung. Für mich, die ich eher zurückhaltend bin, war es die optimale Ergänzung. Ich hatte mit ihm einen Partner, der mich forderte, aber auch förderte, der nie langweilig war. Wir lebten eine intensive Beziehung, die dennoch nicht einengend war. Gegenseitig ließen wir uns viele Freiräume und mein Mann unterstützte mich immer, wenn ich neue Ideen umsetzen wollte, ob beruflich oder bei meinen zahlreichen Hobbys. Vor allem verband uns ein ähnliches Lebensgefühl, wir wollten Liebe und Freiheit. »You can't always get what you want, but try sometimes« in Anlehnung an den Song der Rolling Stones war das Motto meines späteren Mannes. Wir beide waren Teil der 68er Generation. Ich hatte 1966 angefangen zu studieren, Axel war drei Jahre jünger und war bereits als Schüler mit den Gedanken der Studentenbewegung konfrontiert worden. Prägend waren für uns beide sexuelle Revolution und Politisierung, auch wenn wir nicht politisch aktiv waren. Aber wir wollten Verantwortung tragen und uns engagieren. Für uns stand fest, dass wir für unsere Verbindung keinen rechtlichen Rahmen brauchten. Ich hatte bereits eine Ehe hinter mir und wusste, dass die Ehe nur scheinbar Sicherheit bot. So musste ich es nicht ein zweites Mal probieren. Für Axel war Heiraten überhaupt kein Thema.

In den ersten Jahren des Zusammenlebens entwickelte und festigte jeder seine berufliche Position. Ich wurde Lektorin, später Abteilungsleiterin in einem Bibliothekssystem, Axel war Arzt und machte sich nach einigen Jahren im Krankenhaus und der Facharztausbildung als Internist selbstständig.

Wir lebten schon fast 20 Jahre zusammen und hatten uns inzwischen eine Wohnung gekauft. Das Leben hätte so weitergehen können. Aber kurz nach seinem 50. Geburtstag, den wir sehr aufwändig und fröhlich gefeiert hatten, wurde ich mit seinem Geständnis konfrontiert, dass er Vater werden würde. Für mich brach eine Welt zusammen und ich brauchte viele Tage, um mit dieser Tatsache fertigzuwerden. Es gab zahlreiche Auseinandersetzungen, bis ich so weit war, mit ihm gemeinsam zu versuchen, die Verantwortung für das Kind zu übernehmen.

Wir hatten uns entschieden, unsere Beziehung weiterzuleben. Seine Tochter wuchs bei der Mutter auf. Mein Mann kümmerte sich um seine Tochter, sooft es seine Zeit zuließ. Ich lernte, diese Tatsache zu akzeptieren. Aber unsere Beziehung war schwierig geworden und die Auseinandersetzungen kosteten ihn und mich viel Zeit und Kraft. In meinem Tagebuch schrieb ich, wie aufwühlend diese Zeit war:

Axel, es ist gut, dass Du ein paar Tage nicht da bist. Ich bin jetzt gern mit mir allein und überlege viel. Ich möchte mich mit kla-

rem Kopf entscheiden. Wenn Du da bist oder anrufst, werde ich weggeschwemmt von meinen Gefühlen. Trauer, Bitterkeit, auch Selbstmitleid lassen Gedanken nicht mehr zu. Beim Spaziergang vorhin war ich ganz klar und heiter, konnte mich freuen am Wasser, an den knospenden Pflanzen, an den wenigen Menschen, die schon so früh am Morgen vielleicht etwas verwundert die einsame Spaziergängerin grüßten. Trotz Regen war es einfach schön und ich konnte trotz des Schmerzes sagen, dass das Leben lebenswert ist – mit Dir, ohne Dich, allein für mich. Und ich habe darüber nachgedacht, was Leben eigentlich für mich bedeutet, ich habe an die Diskussionen mit meinem Vater gedacht, der meine Lust nach Intensität und emotionaler Befriedigung immer für unglücklich machend hielt und eher glaubte, Stabilität und starke Familienbindungen seien die sichere Basis für eine glückliche Partnerschaft. Ich habe mich schon früh dagegen gesträubt, habe Familie oft als zu eng, Ehe als Fassade und erdrückend empfunden. Nie wollte ich eine Beziehung eingehen, die nur noch tot ist und auf dem Papier besteht. Ich träumte von einer Verbindung von Freiheit und Liebe. Aber ich wollte natürlich auch die große, allgewaltige Liebe, die alle Schranken überwindet. Diese Liebe konnte ich gar nicht leben, denn da gab es außer der großmütigen, freiheitsliebenden, weitherzigen Hanna auch noch die kleine, ängstliche, die Geborgenheit, Vertrauen und Nähe brauchte. Als ich Dich kennenlernte, hast Du den Teil in mir gestärkt, der mutig, offen und tatkräftig ist. Du hast mir ermöglicht, fröhlicher auf die Welt zuzugehen. Über Dich konnte ich den Teil ausleben, der ich gerne sein möchte, aber nicht immer sein kann. Und für Dich gilt – glaube ich – auch, dass Du beide Teile in Dir hast: den offenen, weltsprengenden, kritischen und auch den, der Bindung und Beständigkeit sucht. Vielleicht nur in umgekehrtem Verhältnis. Vielleicht ergänzen wir uns beide deshalb so gut, weil wir beide lebensintensiv leben möchten und gleichzeitig die Wurzeln brauchen. (Tagebuch 2000)

Es hat einige Zeit gedauert, bis wir wieder ganz vertrauensvoll miteinander umgehen konnten, und es war sicher nicht so leicht, wie es sich hier anhört. Aber das ist eine andere Geschichte. Hier ist von Bedeutung, dass wir beide emotional stark belastet waren. Ob diese Belastung den Ausbruch der Krankheit gefördert hat, vermag ich nicht zu sagen. Aber Folgen für die Diagnose hatte sie in jedem Fall.

Denn allen schien die Diagnose, die der Neurologe stellte, sinnvoll: Depression aufgrund eines Burnout-Syndroms. Eine MRT (Magnetresonanztomographie) des Gehirns war unauffällig gewesen. Hirnorganische Ursachen wie ein Tumor wurden ausgeschlossen. Mit dieser Diagnose konnten wir gut umgehen. Ein wenig Ruhe, vielleicht eine Kur in einer Spezialklinik, dann würde schon wieder alles in Ordnung kommen, so dachten wir. Auch alternative Ursachen wurden noch diskutiert: Axel hatte als Kind eine Kohlenmonoxydvergiftung mit lange andauernden Ausfällen gehabt. Die Frage war, ob die Symptome späte Folgeerscheinungen sein könnten. Der Arzt überlegte zusätzlich, ob Vergiftungen in Lebensmitteln oder Störungen im Wohnumfeld Ursache sein könnten. Aus seiner Sicht sprach alles für die Diagnose depressives Syndrom aufgrund der außergewöhnlichen Belastungen.

Ausgestattet mit den Medikamenten und der Hoffnung auf baldige Genesung machte Axel noch zweimal kurze Versuche, seinen Beruf wiederaufzunehmen. Aber es ergab sich keine Besserung. Die Ausfälle nahmen zu. Die Orientierung im Hamburger Stadtverkehr fiel Axel zunehmend schwerer. Auch den Weg zur Praxis des Neurologen, den er jetzt schon häufiger gefahren war, fand er nicht sicher. Eines Tages hatte er sich wieder einmal verirrt, fand aber einen Ausweg, wie er mir stolz hinterher verkündete. Er hatte einen Taxifahrer angehalten, ihn gebeten, zu der Adresse des Arztes zu fahren und war ihm in seinem Auto gefolgt. Zurück hatte er den Weg allein gefunden. Auf diese Weise verstand er es lange Zeit, seine Defizite zu kompensieren. Auch in Gesprächen gelang es ihm mit seiner Eloquenz, die Fassade aufrechtzuerhalten. Nur seine engsten Vertrauten wunderten sich über seine zunehmenden Worthülsen.

Als sich nach fast drei Monaten keine Veränderungen in seinem Verhalten abzeichneten, schlug der Neurologe vor, einen weiteren Facharzt von der Universitätsklinik zu Rate zu ziehen. Nach einigen Sitzungen war diesem Facharzt klar, dass es hier nicht ausschließlich um psychische Belastungen gehen konnte. Ausschlaggebend waren vermutlich Fragen nach der familiären Situation meines Mannes. Er konnte die Geburts- und Todesdaten seiner Eltern nicht nennen, tat sich mit Daten überhaupt außerordentlich schwer. Auch wenn man ihn fragte, wie alt er sei, kam die ausweichende Antwort: »Ich bin Jahrgang 49.« So umging er die genaue Antwort und gab sich keine Blöße. Der Arzt schlug eine weitere Überweisung vor.

Vier Monate waren inzwischen vergangen, als der Besuch des dritten Arztes anstand, von dem wir die Auflösung des Rätsels »Was ist mit Axel?« erwarteten. Nach dem Anamnesegespräch wurden zahlreiche Tests durchgeführt. Es gibt verschiedene psychometrische Tests, mit denen Hirnleistungen untersucht werden können. Der MMST (Mini-Mental-Status-Test) fragt alltägliche Dinge wie Zeit und Ort ab, um Orientierung, Gedächtnis, aber auch Sprachverständnis, Lesen und Rechnen zu prüfen. Der Uhrentest, bei dem eine Uhr mit einer zuvor angegebenen Uhrzeit gezeichnet werden soll, lässt Rückschlüsse auf die Gedächtnisleistung zu. Der Arzt setzte weitere Testverfahren wie das Nachzeichnen vorgegebener Figuren und verschiedene Gedächtnistests ein. Bereits nach zwei Tagen gingen wir zusammen wieder zum Arzt, um über das Ergebnis zu sprechen.
Von nun an hatte die Krankheit einen Namen: Alzheimer.

Nach der Diagnose

Der Mediziner fragte mich: »Wissen Sie, was das bedeutet?«
Natürlich hatte ich von dieser Krankheit gehört. Ich betreute in
der Bibliothek, in der ich arbeitete, die Sprachenabteilung und
die Geisteswissenschaften, aber auch den Bereich Medizin. Ich
hatte etliche Bücher zum Thema Alzheimer gekauft und auch
angelesen und wusste etwas über die Problematik. Bisher war
ich davon ausgegangen, Alzheimer sei eine Krankheit der Alten.
Trotzdem sagte ich: »Also das ist es, dann kann ich mir vieles
erklären.« Es klang, als ob ich erleichtert sei, endlich eine Antwort gefunden zu haben auf die Frage, was der Grund für das
sonderbare Verhalten meines Mannes ist. Weder Axel noch ich
haben in diesem Moment begriffen, was das für uns bedeutete.

Nach dem Arztbesuch ging ich zurück ins Büro. Ich konnte
nichts anderes denken als diesen verdammten Satz: »Er hat Alzheimer, er hat Alzheimer.« Ich versuchte, meine Arbeit zu tun
und war unendlich froh, als ich endlich Feierabend hatte. Mein
Mann hatte die Diagnose erstaunlich gelassen aufgenommen.
Auch die Feststellung des Arztes, er müsse seine Arbeit jetzt
aufgeben, nahm er erst einmal ruhig auf. An eine Rückkehr in
die Praxis war nicht mehr zu denken. Ich mutmaßte, dass auch
er froh war, eine Erklärung zu haben und sich jetzt dem Druck,
etwas leisten zu müssen, entziehen zu können.

Im Nachhinein wurde auch mir klar, welchem Druck er in den
letzten Monaten ausgesetzt war, als er noch gearbeitet hatte.
Lange hatte er versucht, die Fassade zu wahren. Aber er musste dabei immer mehr Kritik seiner Kollegen aushalten, die das
Nachlassen seiner Arbeitsleistungen bemängelten. Auch ich
hatte ihn häufig kritisiert, dass er sich immer weniger konzent-
rierte und Termine vergaß oder abends nicht mehr wusste, was
wir morgens verabredet hatten. Nun verstand ich, weshalb er

manchmal abends in seinem Sessel saß, nicht ansprechbar war und nur seinen Rotwein trank. Ich dachte, er grübelte über unsere Probleme, aber ihm zerfiel sein Leben.

Tatsache war, dass er als Arzt merkte, dass ihm das Leben aus den Händen glitt. So war es für ihn auch eine Erleichterung, dass er nun ein Wort hatte für das, was mit ihm passierte. Er ging in der folgenden Zeit ganz offen mit der Diagnose um. »Ich habe Alzheimer, einen klassischen Alzheimer«, so erzählte er allen Freunden, die wir zwei Tage nach der Diagnose bei einer Geburtstagsfeier trafen. Alle reagierten erschrocken und betroffen, für ihn war es nach meinem Eindruck aber auch eine Entlastung. Es schien mir, als spräche er über jemand anderen, der die Verantwortung für seine Schwächen und Unzulänglichkeiten übernommen hatte.

Es gab aber auch die andere Seite, die sich auflehnte gegen diese Diagnose und sie nicht akzeptieren wollte. Er hatte beim Neurologen die verschiedenen Tests gemacht und wusste, dass diese wiederholt werden würden. Wir sprachen über die Ergebnisse, ich stellte ihm Informationen aus dem Internet über diese Tests zusammen. Er setzte sich hin und trainierte sein Gehirn in der Hoffnung, seine Ergebnisse verbessern zu können. So zeichnete er verzweifelt Uhren und übte, um den Uhrentest besser zu bestehen. Ich war berührt und schrecklich traurig, ihn in seinem Bemühen zu beobachten und zu wissen, dass alles Üben nichts nützen würde. Irgendwann gab er auf, tat diese Tests als Kinderkram ab und vertraute darauf, dass er mit seiner Intelligenz die Defizite kompensieren könne. Das war sicher auch eine lange Zeit möglich. Man merkte nicht auf den ersten Blick, dass mein Mann dement war.

In den nächsten Wochen nach der Diagnose waren wir gezwungen, die Konsequenzen der Krankheit zu überdenken.

Mein Mann als Arzt konnte sehr gut abschätzen, was auf ihn zukommen würde. Ich war erstaunt, wie rational er in seinem Vorgehen war. »Wenn es um so eine schwerwiegende Diagnose geht, muss man eine Zweitmeinung einholen. Ich lasse weitere Untersuchungen machen. Vielleicht habe ich doch noch eine Chance«, äußerte er. Nach Absprache mit dem Neurologen ließ er sich in der nächsten Zeit weiter untersuchen. In der Universitätsklinik wurden eine Positronen-Emissions-Tomographie und ein EEG durchgeführt. Zudem standen weitere Tests in der »Gedächtnissprechstunde« auf dem Programm, einer Einrichtung der Universitätsklinik, die sich auf die Diagnose und Therapie von Demenzen spezialisiert hat.

Axel fuhr zu einem Mediziner-Kongress nach Hannover, motiviert durch das Programm mit dem Hauptthema Alzheimer. Die Mutter seiner Tochter, die ebenfalls Ärztin ist, begleitete ihn. Auf dem Kongress trafen sie einen Neurologen, der Chefarzt einer Klinik in Schleswig-Holstein war. Im Anschluss an die Tagung konsultierte Axel den Kollegen und wurde eingehend von ihm untersucht. Alle Ergebnisse, auch Untersuchungen zum Eiweißgehalt im Liquor, bestätigten die Diagnose Demenz vom Typ Alzheimer, eine alternative Diagnose gab es nicht mehr.

Es stand endgültig fest, dass mein Mann seine Arbeit aufgeben musste. Nun folgten sechs Monate, in denen wir viel Bürokratie zu bewältigen hatten. Über das Ausscheiden aus der Praxis war mit den Kollegen zu verhandeln. Seine Berufsunfähigkeit erforderte Gespräche mit dem Versorgungswerk der Ärztekammer. Mit der Krankenkasse musste über Krankentagegeld abgerechnet werden. Zum Glück war mein Mann finanziell gut abgesichert und zu diesem Zeitpunkt mussten wir uns keinerlei Sorgen um unsere Existenz machen. Axel war sich über seine Situation sehr im Klaren und konnte die meisten Verhandlungen selbst führen. Das ärztliche Gutachten zur Feststellung der

Berufsunfähigkeit vom 8.6.2004 besagt: Er war »wach, koope-
rativ und zu allen Qualitäten vollständig orientiert. Keine Störung von Aufmerksamkeit und Konzentration. Im Gespräch
fallen auf eine leichte Merkfähigkeitsschwäche und eine leicht
herabgesetzte Flexibilität.« Er bekam inzwischen diverse Medikamente zur Behandlung der Symptome, neben Vitaminprä-
paraten und gedächtnisunterstützenden Ginkgo-Präparaten
ein Galantamin-Präparat, das die Auffälligkeiten deutlich ver-
minderte. Auf diese Weise konnte er seinen Alltag gut meistern. Trotzdem war ich bei den meisten Verhandlungen dabei,
da mir klar war, dass ich irgendwann für ihn handeln musste.
Daher wollte ich rechtzeitig über alle Angelegenheiten, die sein
Leben betrafen, informiert sein.

Die Monate von der Diagnosestellung bis zur Feststellung der
Berufsunfähigkeit und der damit verbundenen Aufgabe der
Praxis waren ausgefüllt mit Arztbesuchen und organisatori-
schen Aufgaben. Den Alltag konnten wir nebenbei gut bewältigen. Mein Mann fuhr noch Auto, was ihm guttat, seine Mobilität unterstützte und sein Selbstbewusstsein stärkte. Häufig
kam er in die Innenstadt, um mit mir in meiner Mittagspause gemeinsam zu essen. Ich arbeitete weiterhin Vollzeit. Axel
musste sich den Tag über allein beschäftigen. In der ersten Zeit
gelang ihm das auch ganz gut. Er ging viel spazieren, besuchte
seine Schwester mehrfach in der Woche zum Tee. Auch setzte
er sich gern mit seiner Zeitung in ein Restaurant, schaute sich
die Leute an und trank seinen Kaffee. Aber das Lesen fiel ihm
zunehmend schwerer. Immer mehr wurde die Zeitung ein Ali-
bi. Auch zum Lesen eines Buches reichte die Konzentration
bald nicht mehr. Ich merkte es daran, dass er immer wieder mit
demselben Kapitel anfing und dann nach kurzer Zeit das Buch
wieder zuklappte. Ihm fiel es da schon leichter, Zeitungsartikel
zu lesen. Manchmal las er mir vor, stutzte bei Fremdwörtern
und begann sie zu buchstabieren.

Der Neurologe schlug Axel vor, an einem Gedächtnistraining teilzunehmen. Zuerst schien er an der Idee Gefallen zu finden, seine Möglichkeiten zu schulen. In der Gruppe selbst sah es dann aber anders aus. Er kam unzufrieden zurück und war frustriert. Das Ganze sei doch »Kinderkram«. Solche Aufgaben meinte er nicht lösen zu müssen und die anderen in der Gruppe seien doch viel schlechter dran als er. Als ich mir seine Unterlagen ansah, war ich erschrocken. Seine Schrift war schon immer schwer zu lesen gewesen, jetzt aber kaum noch zu entziffern. Die einfachen Ergänzungsaufgaben waren inhaltlich voller Fehler oder einfach nicht ausgefüllt. Ich hatte den Eindruck, er war mit den Aufgaben eher überfordert, als dass sie zu leicht waren. Mein Mann hatte vor seiner Erkrankung über eher überdurchschnittliche intellektuelle Fähigkeiten verfügt. Es musste unendlich schwer für ihn sein, sich einzugestehen, dass er in kurzer Zeit geistig so abgebaut hatte. So versuchte er, sich seine Würde zu bewahren, indem er die Übungen und die Gruppe abqualifizierte. Nach kurzer Zeit verließ er diese Gruppe.

Um seine Fähigkeiten möglichst lange zu erhalten, hatte ich ein Computerprogramm gekauft, mit dem er Merkfähigkeit, Aufmerksamkeit und Gedächtnis trainieren sollte, aber auch damit war er überfordert. Er wollte sich nicht mit seinen Defiziten konfrontieren lassen.

Dass mein Mann nicht immer nur der rationale, kühl überlegende Mensch war, zeigen kleine Episoden, in denen er seine Ängste offenbarte. Ich beobachtete ihn und es zerriss mir das Herz, ihm nicht helfen zu können. In meinem Tagebuch hielt ich fest:

Nachts, wenn Du neben mir einschlafen willst, dann kommen Deine Ängste. Dann weißt Du, dass sich alles ändern wird. Dann kannst Du die Ängste zulassen und sie mir mitteilen. Und ich lie-

ge da und verzweifle, weil ich nichts tun kann, um Dir zu helfen. Wir können uns nur in den Arm nehmen und festhalten und die Nähe möglichst lange genießen. Und ich spüre Deine Nähe, die mir fremd wird. Deine Hand streichelt vorsichtig mein Gesicht. Ich spüre, dass Du mich nicht meinst mit Deiner Zärtlichkeit. Du suchst nach Sicherheiten, Gewissheiten, die Dir Halt geben. Du verlierst Dich in einer Welt, zu der ich keinen Zugang habe. Heute morgen beim Aufwachen sagtest Du zu mir: »Die Krankheit beginnt mich zu verändern. Ich habe meine Selbstsicherheit verloren. Ich habe Angst.«

Leben im Alltag mit Demenz im Anfangsstadium

Nachdem wir die Diagnose erfahren hatten, versuchte ich so viel wie möglich über die Krankheit zu recherchieren. Ich besorgte mir Bücher, vor allem Erfahrungsberichte, denn ich hatte schnell verstanden, dass Alzheimer auch die Krankheit der Angehörigen ist. Medizinische Literatur versuchte ich mit meinen Laienkenntnissen zu verstehen. Ich recherchierte im Internet und sog alles auf, was mir irgendwie helfen konnte. Dabei erfuhr ich vom Kongress der Deutschen Alzheimer Gesellschaft im September 2004 in Lübeck. Wir fuhren gemeinsam hin.

Es gab eine Fülle von Informationen und gute Vorträge. Ich war überrascht, wie viele Initiativen, Projekte und Konzepte existierten. Manchmal war ich erschrocken über die Perspektiven, die so aussichtslos klangen. In diesen Momenten fragte ich mich, ob es gut war, dass mein Mann als unmittelbar Betroffener mit dieser erschütternden Realität konfrontiert wurde. Er jedoch saß ruhig da, hörte zu, als ob es ihn persönlich gar nicht beträfe. Er ging gern mit zu allen Vorträgen, entwickelte allerdings keine Eigeninitiative. Wenn ich fragte, ob ihn ein Thema besonders interessiere, bekam ich keine Antwort. Ich glaube, er fand es schön, überhaupt unterwegs zu sein mit mir. Der Inhalt schien ihn eigentlich schon nicht mehr zu interessieren.

Ich hatte nach dem Kongress in Lübeck Kontakt zur Alzheimer Gesellschaft in Hamburg aufgenommen und erkundigte mich nach Angehörigengruppen. Es fand sich eine kleine Gruppe von Betroffenen, die Hilfe brauchte und sich deshalb einmal im Monat abends traf, vorwiegend waren es berufstätige Kinder ihrer alt gewordenen Eltern, die an Demenz erkrankt waren. Das Konzept, eine Angehörigengruppe von einer professionellen Kraft und einer betroffenen Angehörigen betreuen zu lassen, sagte mir sehr zu. Ich wurde sehr warmherzig und verständnisvoll aufgenommen und empfand das in meiner Notlage als großes Glück. Schon am ersten Abend gab man mir viel Raum, um meine Situation zu schildern, über die Entwicklung der Krankheit zu sprechen und meine Fragen und Ängste zu äußern. Ich hatte viel mit der Familie und Freunden gesprochen, aber mit Fremden zu sprechen, die eine ähnliche Erfahrung gemacht hatten, war doch eine neue Dimension. Es waren vor allem die konkreten Hilfen im Alltag, von denen andere berichteten, die für mich wichtig waren. Wir thematisierten Autofahren, Umgehen mit Geld, Urlaub, Erholung für die Familie, Hilfen bei der Pflege. Dabei empfand ich die Hilfsbereitschaft und Solidarität der Teilnehmer als sehr wohltuend. Wir kamen aus sehr unterschiedlichen sozialen und beruflichen Kontexten, nur eines verband uns: Wir waren Partner oder Kinder von Demenzkranken. Im Nachhinein denke ich, dass für mich die so freundliche Aufnahme in eine Gruppe von ähnlich Betroffenen noch wichtiger war als die konkrete Hilfe. Die Gruppe wurde für mich zu einem festen wichtigen Treffen einmal im Monat und ich freute mich auf den anregenden Austausch.

Es wurde immer schwieriger, meinen Mann abends zu beschäftigen. War er schon den ganzen Tag allein, wollte er dann möglichst viel Zeit mit mir verbringen. Es war schwer für ihn, etwas Sinnvolles zu tun. Er hatte seinen Beruf gelebt und war damit voll ausgelastet gewesen. Da war keine Zeit geblieben, um anderen Interessen regelmäßig intensiv nachzugehen. Im Urlaub reisten wir viel. Tauchen war zu seinem Freizeitsport geworden, deshalb waren wir oft am Indischen Ozean, um die Unterwasserwelt zu beobachten. Er hatte ein gutes Auge und entdeckte viel. Vor einigen Jahren hatte er das Filmen begonnen, das er auch mit einer Unterwasserkamera probierte. Beim Spaziergang oder beim Wandern war er ebenfalls ein guter Beobachter und sah sich im Fernsehen gerne Naturfilme oder Reisebetrachtungen an. Manchmal gelang es mir auch jetzt, ihn für einen Fernsehfilm zu interessieren. Krimis hatte er sich nie gerne angesehen und für Spielfilme reichte seine Konzentration bald nicht mehr. Die Spielszenen folgten viel zu schnell aufeinander, als dass er der Handlung folgen konnte. Irgendwann vermischten sich auch die Realitätsebenen. Er konnte nicht mehr begreifen, dass es nur ein Film war, den er sich ansah. Besonders erschreckten ihn Katastrophenmeldungen, Kriegsberichte oder Polizeieinsätze. Bald waren Fernsehsendungen, auch Nachrichten, nur noch eine Bedrohung. Nur wenn ich eine Kassette über die Serengeti oder vom Whale-Watching in Südafrika einlegte und bei ihm blieb, konnten wir den Film ansehen.

Früher hatte er in seiner Freizeit viel gelesen. In der deutschen Geschichte kannte er sich gut aus und er interessierte sich für Politik. Aber das Lesen fiel ihm zunehmend schwerer und auch Diskussionen im Fernsehen konnte er immer schlechter verfolgen. Für Tätigkeiten, die im Alltag nützlich sind, wie Kochen oder Gartenarbeit, hat er sich nie interessiert. Ich konnte ihn damit auch jetzt nicht locken. Allein das Joggen, das für ihn immer wichtig gewesen war, machte ihm noch lange Freude. Die gemeinsame Rückengymnastik, die wir in einem Sportverein machten, war nicht mehr möglich, weil Axel die Anweisungen, wie er sich bewegen sollte, nicht verstand und sich selbst dann unwohl fühlte.

Ich versuchte, für die Abende des Angehörigentreffens der Alzheimer Gesellschaft eine Betreuung zu organisieren. Meine Schwägerin und Freundinnen halfen mir und wir hatten das Glück, dass mein Mann gern mit anderen Menschen zusammen war und sich freute, wenn Besuch kam oder er eingeladen wurde. Eines Abends fand ich niemanden und mein Mann meinte, er könne mitkommen. Er wollte gern wissen, was ich an diesen Abenden machte. Er verstand nicht, warum ich zu einer Gruppe ging, um über seine Krankheit zu reden. »Was sprichst Du denn über mich? Ich möchte es gar nicht, dass Du etwas erzählst, dass nur uns angeht.« Ich versuchte, ihn zu überzeugen, dass diese Treffen nicht für ihn seien. Es war immer ein Lavieren mit den Argumenten, weil ich ihn nicht kränken und ihm nicht seine Defizite aufzeigen wollte. Schließlich sah er ein, dass er nicht am Treffen teilnehmen konnte, meinte aber, er könne mich hinfahren und vor der Tür warten, es mache ihm nichts aus, im Auto zu sitzen. Schweren Herzens ließ ich mich auf diesen Kompromiss ein. Zu dieser Zeit durfte er noch Auto fahren. Die technische Handhabung des Autos war nach den vielen Jahren so automatisiert, dass es noch lange funktionierte. Nur die Orientierung war das Problem. Der Navigator, den ich gekauft hatte, konnte etwas entlasten, aber die Bedienung war schwierig.

Jetzt fuhren wir gemeinsam, sodass ich ihm den Weg weisen konnte. Als wir angekommen waren, fanden wir in der Nähe einen Parkplatz und ich zeigte ihm, in welchem Haus wir uns trafen. Wir saßen im Erdgeschoss, der Raum war von der Straße einzusehen. Während unserer Sitzung sah ich ihn ein paarmal am Fenster vorbeigehen und interessiert hereinschauen. Es fiel mir schwer, nicht darauf zu reagieren, aber wir hatten abgemacht, dass er beim Auto auf mich warten würde, und er hatte gesagt, es mache ihm nichts aus.

Pünktlich um 21.00 Uhr verließ ich das Treffen und ging zum Auto. Das Auto stand an der Stelle, wo wir es geparkt hatten. Axel war nicht zu sehen. Ich schaute mich um, lief die Straße auf und ab, sah ihn aber nicht. Ich ging zurück in unseren Raum, in dem noch einige Angehörige aufräumten. Wir beratschlagten, was wir tun könnten. Mit meinem Handy rief ich das Handy meines Mannes an. Ich hörte nur Geräusche. Er hatte es vermutlich angeschaltet, vielleicht hatte er es am Ohr, aber aus irgendeinem Grunde sagte er nichts. Es klang, als würde er auf einer Straße laufen. Die Betreuerin der Gruppe bot mir an, mich nach Hause zu fahren. Auch da war er nicht.

Ich sprach mit meiner Freundin, die im gleichen Haus wohnt. Gemeinsam fuhren wir noch einmal los. Aber alles war vergeblich. Auf Handyanrufe reagierte er nicht. Am Auto war er nicht. Wir suchten in den umliegenden Restaurants in der Hoffnung, er hätte sich hingesetzt, um etwas zu trinken, und die Zeit verpasst. Alles vergeblich. Wir fuhren wieder nach Hause. Es waren inzwischen drei nervenaufreibende Stunden vergangen. Als wir die Wohnungstür öffneten, kam uns mein Mann fröhlich entgegen. »Das ist aber schön, dass ihr da seid. Ich bin zu Fuß gekommen. Ich dachte, die Zeit wird mir ein bisschen lang, ich geh was trinken. Das hab ich getan und dann das Auto nicht wiedergefunden. So bin ich einfach gelaufen.« Er hatte es geschafft, eine Strecke von ungefähr acht Kilometern im Dunkeln zu laufen und den Weg nach Hause zu finden. Warum er nicht ans Handy ging, konnte er nicht mehr sagen. Trotzdem war es eine wichtige Erfahrung für mich, dass ich Vertrauen zu ihm haben konnte und auch in seine Fähigkeiten, Lösungen zu finden. Am nächsten Morgen rief ich erst einmal die besorgte Betreuerin der Angehörigengruppe an, bedankte mich für die Unterstützung und erzählte die erstaunliche Geschichte.

Autofahren ist für viele Menschen ein Ausdruck von Unabhängigkeit und Freiheit. Auch für meinen Mann war Autofahren vor der Erkrankung in meinen Augen ungewöhnlich wichtig. Schon kurz nach dem Abitur hatte er sich Geld verdient für seinen ersten Käfer und dieses Auto fuhr er noch, als wir uns kennen lernten. Jetzt hatte er einen Volvo, auch dieses Auto fuhr er jahrelang. Ihm lag nicht daran, möglichst neue und große Autos zu haben. Er trennte sich nur von ihnen, wenn es wirklich nicht mehr ging.

Zu Beginn seiner Erkrankung kam er mit dem Auto, wenn wir uns in meiner Mittagspause trafen und zusammen essen gingen. Für ihn war das eine angenehme Unterbrechung des Tagesablaufs. Er parkte immer an einem bestimmten Platz in einer Tiefgarage. Obwohl er das Autofahren beherrschte, hatte ich ein unsicheres Gefühl, doch der Kauf einer Monatskarte für den öffentlichen Nahverkehr konnte ihn nicht überzeugen. Ihm gefiel das S-Bahn-Fahren nicht. Das Autofahren war vom Arzt erlaubt, wie er immer wieder versicherte, und er genoss es. Ich hatte mein Auto verkauft, als wir zusammenzogen, weil ich der Meinung war, in Hamburg brauche nicht jeder ein Auto. Man kann fast alles mit öffentlichen Verkehrsmitteln erreichen. Deshalb fuhr ich nur selten mit dem Auto.

Im ersten Jahr nach der Diagnose traute ich Axel noch längere Autofahrten zu. Wir machten einen Urlaub mit meiner Schwiegermutter auf den Spuren der Familie, besuchten Verwandte in Chemnitz, Halle und Dresden. Diese Fahrten waren kein Problem gewesen. Aber ich war immer unruhig und fragte mich, ob es noch sicher sei. Wann würde für mich der

Zeitpunkt kommen, die Verantwortung zu übernehmen? Aus Erfahrungsberichten mit Alzheimerpatienten wusste ich, dass gerade für Männer das Aufgeben des Autos ein ganz entscheidender Einschnitt ist. Ich sprach mit dem Arzt darüber, der mich beruhigte und sagte, ich würde schon merken, wenn es so weit sei. Ich hatte viel Vertrauen zu dem Neurologen entwickelt, der mir außerdem versicherte, er würde mich rechtzeitig darauf aufmerksam machen, wenn Entscheidungen getroffen werden müssten. Mir war bewusst, dass ich mich in Geduld üben musste. Die Krankheit hat mich gelehrt, dass ich vieles nicht erzwingen kann. Ruhe und Akzeptanz waren oft besser als überstürzte Reaktionen. Geduld ist eines der wichtigsten Kriterien in der Begleitung von Demenz-Kranken.

Mein Mann fuhr also weiter seinen alten Volvo, der seine Dienste seit zwölf Jahren zuverlässig tat. Manchmal gab es Schwierigkeiten, dann sprang der Wagen nicht an oder irgendein Teil machte Probleme. Wahrscheinlich waren es die kleinen Alterserscheinungen am Auto, aber es kamen sicher auch Bedienungsfehler oder Unaufmerksamkeiten dazu. Den Volvo hatte er nicht selbst reparieren können wie seinen Käfer, aber er hatte die Reparaturen mit Interesse verfolgt und sich in der Werkstatt vieles erklären lassen. Jetzt pflegte er sein Auto nicht mehr wie früher. Mal kam der ADAC, mal fuhr er selbst in die Werkstatt. Mir war klar, dass dieses Auto das letzte für meinen Mann sein würde. Er kannte jeden Handgriff bei dem Volvo, aber die Handhabung eines neuen Wagens hätte er nicht mehr lernen können. Ich glaube, das spürte er auch. Trotzdem gelang ihm weiterhin das Krisenmanagement bei Autofahrten. So fuhren wir ein Wochenende zu einer Familienfeier nach Halle. Auf der Rückfahrt ließen wir uns Zeit und fuhren über einsame Dörfer. Plötzlich merkte Axel, dass etwas mit dem Auto nicht stimmte. Er steuerte die nächste Tankstelle an: ein versteckter Ort mit einer Imbissbude, an der sich am Sonntagnachmittag die Dorfbewohner trafen. Sie sahen sich voller Interesse das defekte Auto an, waren aber auch Laien, die keine Fachkenntnisse zur Reparatur liefern konnten. Sie verwiesen uns jedoch an einen KFZ-Mechaniker, der in seiner kleinen Werkstatt etwas für uns tun könnte. Wir fanden das Haus und Axel erklärte ihm sein Problem. Die Benzinpumpe war ausgefallen. Mit viel Geschick und Improvisation verstand es der Mechaniker, die Pumpe so weit wiederherzustellen, dass sie uns die Fahrt bis Hamburg ermöglichte und Axel am nächsten Morgen in seine Werkstatt fahren konnte. Er war sehr stolz, dass er diese Panne so gut gemanagt hatte.

Mein Mann hatte aber auf andere Weise zunehmend Schwierigkeiten beim Autofahren. Ich hatte einen Navigator zur Orientierung gekauft. Er unterstützte meinen Mann auf vorher unbekannten Wegen, den Weg nach Hause zu finden. Er half aber nicht, wenn mein Mann das Auto unterwegs abstellte und sich später nicht mehr erinnern konnte, wo. So suchten wir einmal einen ganzen Abend lang, um das abgestellte Auto wiederzufinden. Mein Mann hatte auf dem Nachhauseweg vom Mittagessen am Hafen Station gemacht, um sich die Schiffe anzusehen, und anschließend das Auto nicht mehr gefunden. Er war dann mit der S-Bahn zurückgefahren.

Ich machte mir erstmals große Sorgen, als er bei Rot über eine Ampel fuhr. Es war zwar sehr früh am Morgen und weit und breit kein Auto zu sehen. Trotzdem erschrak ich und es löste eine Diskussion zwischen uns aus. Vermutlich hatte er die Ampel einfach übersehen, wie es einem Gesunden auch passieren kann, aber es machte mich nachdenklich.

Diese Ereignisse blieben nicht ohne Wirkung, wir konnten unsere Unsicherheiten jedoch nicht aussprechen. Ich hatte nicht den Mut zu entscheiden, dass Axel nicht mehr Auto fahren sollte. Das wäre sicher sehr schmerzhaft gewesen und hätte zu Konflikten geführt. Aus diesem Grunde wählte ich einen sanften Übergang. Es ergab sich, dass mein Bruder ein kleines Zweitauto hatte, das er eigentlich nicht mehr brauchte. Ich fragte, ob ich es vorübergehend übernehmen könne. So kam ich eines Tages mit dem Smart vorgefahren. Mein Mann machte sich über das kleine Auto lustig, aber ich fragte ihn, ob er nicht einmal mit mir fahren möchte. Etwas herablassend stieg er ein. Er gewöhnte sich schnell an den Wagen und so ganz allmählich übernahm ich immer mehr Fahrten. Er fragte nie, ob er das Auto selbst fahren könne. Sein Wagen stand noch ein Jahr in der Garage, bevor es verkauft wurde. Irgendwann fragte er nicht mehr danach.

Für Axel wurden die Tage immer langweiliger. Es wurde schwer für ihn, sich zu beschäftigen. Seine Tageszeitung trug er mit sich herum, aber lesen tat er sie immer weniger. Wir machten viele kleine Ausflüge. Es hatte ihm auch immer sehr viel Freude gemacht, Freunde zu besuchen, und das konnten wir auch sehr lange beibehalten. Reisen war ein zentrales Thema unseres Lebens gewesen. Wir hatten wunderschöne, abenteuerliche Urlaube gemacht und die Erinnerungen lebten in uns weiter. Zu diesem Zeitpunkt schienen mir solche Urlaube nicht mehr möglich zu sein, da ich nicht einschätzen konnte, wie Axel sich in einer fremden Umgebung verhalten würde, und ich außerdem keine Risiken im Ausland eingehen wollte. Aus diesem Grunde plante ich einen Urlaub mit einer überschaubaren, nicht zu großen Gruppe, um möglichst individuellen Gestaltungsspielraum zu haben. Im August 2004 buchten wir eine Reise auf einem Expeditionsschiff nach Grönland. Die Gruppe war mit etwa 40 Passagieren nicht zu groß. Die Reise war sehr gut vorbereitet und es gab Aktivitäten, wobei wir an den Tagesausflügen ohne Schwierigkeiten teilnehmen konnten. Mein Mann war unterhaltsam wie früher, zu der Zeit konnte er sich noch gut in eine Gruppe integrieren und hatte Freude an den Begegnungen. Er sprach nicht über seine Erkrankung. Da alles wunderbar klappte, hielt ich es auch nicht für nötig, davon zu berichten.

Lediglich ein kleiner Zwischenfall trübte die Urlaubsfreude. Man konnte sich auf dem Schiff frei bewegen und hatte sogar Zugang zur Brücke. Dieser Teil interessierte Axel als Segler besonders, daher fragte er nach vielen maritimen Einzelheiten. Einer der Mitarbeiter auf dem Schiff war Inuit und Axel fragte ihn über seine persönlichen Verhältnisse aus, aber der fühlte sich durch die sich wahrscheinlich immer wiederholenden Fragen so diskriminiert, dass er Axel verbot, die Brücke zu betreten. Axel war sehr enttäuscht, als er es mir erzählte und verstand gar nicht, was der Grund war. Abgesehen von diesem Zwischenfall war der Urlaub ein Erfolg. Alles war verhältnismäßig einfach, da sich unser Leben auf dem engen Raum des Schiffes abspielte und nicht viel verloren gehen konnte. Aber auch die Anpassung an die Gruppe war problemlos gewesen. Den Flug mit den Ticket- und Gepäckkontrollen hatten wir ohne Zwischenfälle überstanden, auch die Teilnahme an den Ausflügen mit den Booten und dem Anlegen der Schwimmwesten waren gut bewältigt worden.

Mit einigem Optimismus plante ich den nächsten Urlaub für das Frühjahr 2005. Wir wollten gern in die Wärme, aber der Flug sollte nicht zu weit sein. Früher waren wir oft zum Tauchen auf die Malediven geflogen. Axel liebte den Tauchsport und wäre gern dorthin geflogen. Mir schien das Tauchen jetzt aber viel zu gefährlich zu sein. Er entgegnete auf meine Ängste, wenn er als Leiche wiederkäme, wäre es doch wenigstens ein schöner Tod gewesen.

So ließen wir uns in unserem Reisebüro beraten und buchten eine Reise in den Oman. Wir wohnten in einer großen Hotelanlage direkt am Meer. Sie lag etwas außerhalb der Stadt. Man konnte unbeschwert am Strand spazieren gehen, solange es nicht zu heiß wurde. Manchmal gingen wir im Meer schwimmen, meist genossen wir aber den großen Swimmingpool. Axel konnte sich dort stundenlang bewegen und mir taten ein paar Tage Ruhe sehr gut. Mein Mann genoss die Bewegung im Wasser. Er war gut gelaunt und unternehmungslustig. Nur die große Hotelanlage verwirrte ihn. Bis zum Schluss war ihm nicht klar, wo unser Zimmer lag, denn von der Lobby gingen verschiedene Gänge zu den Zimmern. Von daher musste ich ihn begleiten, wenn ihm etwas fehlte oder er zur Toilette musste.

Wir wollten auch etwas vom Land sehen und buchten einige Ausflüge. Weil ich mir die Fahrt mit dem Auto nicht zutraute, mietete ich einen Wagen mit Fahrer. Etwas schwierig war die Kommunikation mit den arabischen Männern, die natürlich alles mit meinem Mann regeln wollten, mich ignorierten und etwas überrascht reagierten, als ich alles in die Hand nahm. Axel fiel die Kommunikation im Englischen schwer, aber es klappte alles bis auf kleine Zwischenfälle wie das Liegenlassen des geliebten Fernglases oder der Sonnenbrille. Beides fand sich jedoch nach längerem Suchen wieder.

Es ist im frühen Stadium der Demenz durchaus möglich, Urlaub zu machen. Wir haben wiederholt Urlaube gebucht und sind später mit Unterstützung meiner Freundinnen verreist. Zweimal machten wir Urlaub im Haus von Freunden in Griechenland und wurden dabei von zwei meiner Freundinnen begleitet, die schon lange mit meinem Mann vertraut waren. Wir wohnten zusammen in einem kleinen Ferienhaus und versorgten uns selbst. Die Aufgaben im Haus verteilten sich auf uns vier. So ging mein Mann gern mit den anderen einkaufen und half beim Tragen, während ich es mir mit einem Buch im Schatten gemütlich machte. Manchmal war auch er faul und legte sich in die Hängematte und sah den spielenden Katzen zu. Wir sorgten gemeinsam und unauffällig dafür, dass er nie allein war. Es kränkte ihn nur, dass er das Mietauto nicht fahren durfte. Also mussten wir eine Ausrede finden und behaupteten, laut Automietvertrag seien nur zwei Fahrer möglich und beide Freundinnen würden die Leihgebühr bezahlen und sich teilen. Ich hatte den Eindruck, er wollte sich dafür rächen, denn er mäkelte den ganzen Urlaub an der Fahrweise der beiden Frauen, die überhaupt nicht zu beanstanden war.

Unseren letzten gemeinsamen Urlaub machten wir im Frühjahr 2008 in Norwegen. Auch auf dieser Reise mit den Hurtigruten begleitete uns eine Freundin. Axels Krankheit war schon weiter fortgeschritten. Er hatte Schwierigkeiten, sich auf dem Schiff zu orientieren, und konnte seine Kabine nicht finden. Im Restaurant wusste er nicht, was er bestellen sollte, besonders am Buffet war er mit der Auswahl überfordert. Aber wenn ich ihm etwas auf den Teller tat, fühlte er sich sicher. Ich hatte das Personal über die Erkrankung meines Mannes informiert. Sie nahmen viel Rücksicht und behandelten ihn sehr freundlich, wenn er wieder einmal seinen Platz suchte. Er selbst war aber auch meist gut aufgelegt und genoss die Fahrt. Die Reise war zu der Jahreszeit nicht ausgebucht, sodass wir viel Platz an Bord hatten. Als mein Mann auf der Aussichtsplattform die Umgebung beobachtete, kam er ins Gespräch mit einem Biologen, der ihm sehr viel zeigte und viel über die Vogelwelt zu berichten wusste. Er war sehr sensibel und hatte schon beobachtet, dass mein Mann krank war, womit er sehr behutsam umging. Mein Mann fühlte sich mit ihm sehr glücklich und berichtete mir immer wieder, dass er Seeadler gesehen hatte. In diesen Momenten war es ein wunderschönes Gefühl, ihn so zu erleben: interessiert, voller Begeisterung und ganz in ein Gespräch vertieft.

In mir aber wuchs auch die Verzweiflung, die ich meinem Tagebuch anvertraute:

Du sagst mir, ich müsse Dir jetzt helfen. Ich sei dein Außenge-
dächtnis. Wie soll ich diese Last tragen? Kann ich ein Gedächtnis
sein für zwei? Ich bin oft verzweifelt, versuche aber, meine Gefühle
nicht zu zeigen, um Dich nicht noch mehr zu verunsichern. Was
merkst Du? Bist Du noch selbstsicher oder schwankt Dir auch der
Boden unter den Füßen? Du, der für mich so stark wirkte, Du,
der mich so oft mitriss in seiner Begeisterung, der neugierig war
auf alles Neue. Du verlierst immer mehr an Fähigkeiten, an Kraft.
Wie soll ich etwas auffangen können? Und was bleibt von Dir,
wenn das Bewusstsein des eigenen Lebens schwindet? Was ist es,
was den Menschen ausmacht? Wie kann ich Dich begleiten auf
diesem Weg? Wohin? Ins Dunkle? Ins Nichts?

Konsequenzen der Diagnose

Als Arzt wusste mein Mann um die Konsequenzen der Diagnose. Aber ich hatte das Gefühl, dass er die Realität nicht ganz an
sich heranließ. Wie sollte er das auch aushalten? Die Perspektive hieß Verlust der Persönlichkeit und die Abhängigkeit von
Pflegenden. Er beschäftigte sich mit dem Krankheitsbild Alzheimer, ging zu Fortbildungen über Möglichkeiten der medi-
kamentösen Behandlung, informierte sich mit meiner Hilfe im
Internet über Forschungen und Studien. Doch er behielt immer
eine gewisse Distanz, als ginge es ihn nicht persönlich an. Ein
Thema allerdings beschäftigte ihn über mehrere Monate immer
wieder: »Wenn es denn keine Möglichkeit der Heilung gibt und
ich wirklich meine Persönlichkeit verliere und nur noch ein
Pflegefall werde, ist es dann nicht besser, ich bringe mich jetzt
um? Als Arzt habe ich genügend Möglichkeiten und weiß, wie
ich es schnell und schmerzfrei mache.« Wir diskutierten lange
darüber. Für mich war es schwer, seine Überlegungen zu ertragen, wenn ich sie auch verstehen konnte.

Wir wägten immer wieder ab, ob man diese Entscheidung treffen könnte. Jetzt war mein Mann noch nicht so krank, dass er keine Lebensqualität mehr hatte. Wir lebten fast normal, es gab kaum Einschränkungen. Wenn er wirklich ein Pflegefall würde, dann wäre er nicht mehr in der Lage, sich umzubringen. Würde er sich aber jetzt umbringen, müssten ich und die Familie mit dieser Entscheidung weiterleben. Wer würde mir helfen, dies auszuhalten, ohne dass ich mir Vorwürfe machen würde, ihm nicht genügend beigestanden zu haben? Diese Gedanken bewegten uns immer wieder. Für mich waren diese Diskussionen über einen möglichen Suizid eine große Belastung und mir wurde deutlich, dass ich die Konsequenzen der Entscheidung in jedem Fall mitzutragen hatte.

Ich bin dankbar, dass er es nicht getan hat. Im Grunde glaube ich, er war auch nicht dazu fähig, denn er liebt das Leben viel zu sehr und der Leidensdruck war in der ersten Zeit gar nicht so groß. Es war nur die Phantasie, wie es werden würde, die Angst erzeugte. Später war der Gedanke an Selbstmord kein Thema mehr für ihn. Ich denke, der Entschluss, sich nicht umzubringen, war schon gefasst, als er darüber mit mir sprach, denn wenn ich einen anderen in diese Entscheidung einbeziehe, übergebe ich ihm so viel Verantwortung, dass er die nicht schultern kann. Das wusste mein Mann auch sehr genau. Er hatte seinem Vater in den letzten Wochen seines Lebens beigestanden, als er schon wusste, dass er an seiner Krebserkrankung sterben würde. Als sein Vater bat, doch die Leidenszeit zu verkürzen, er könne das als Arzt doch tun, antwortete mein Mann: »Das ist für Dich vielleicht einfacher, aber ich trage mein Leben lang an dieser Schuld.« Das dürfe er seinem Kind nicht zumuten. Er verspreche, dass sein Vater keine Schmerzen haben werde, aber mehr könne und wolle er nicht tun.

Mein Mann hat mir immer wieder gezeigt, dass er wichtige Entscheidungen für sich alleine treffen konnte. Als die Diagnose Krebs einmal bei ihm im Raume stand, hat er es vor mir verheimlicht, bis er ins Krankenhaus kam. Auf meine Vorwürfe, er hätte mich informieren müssen, erwiderte er, dass er mich nicht belasten wollte und es ja auch nichts geändert hätte. Wir müssten doch erst einmal in Ruhe abwarten, was die genaue Untersuchung ergeben würde. Ich war verletzt und wir führten lange Diskussionen über das Vertrauen, das man in einer Partnerschaft haben sollte. Der Tumor erwies sich zum Glück als gutartig.

Angesichts der Diagnose Alzheimer mussten einige Entscheidungen nach unser beider Verständnis gemeinsam getroffen werden und wir taten es mit vollem Bewusstsein. Ein befreundeter Rechtsanwalt vermittelte uns einen Fachmann für Erbangelegenheiten. Auf sein Anraten erstellten wir eine Liste mit Dingen, die zu klären waren. Obwohl uns beiden klar war, dass die Wahrscheinlichkeit, dass mein Mann für mich sorgen müsste, gering war, setzten wir uns beide gegenseitig als Berechtigten der Betreuungsverfügung und der Vorsorgevollmacht ein. Zu diesem Zeitpunkt wollten wir auch das Gleichgewicht der Partner möglichst lange erhalten. Ich wollte meinen Mann nie als krank abstempeln unter dem Gesichtspunkt: Du hast keine Chance, wir müssen für dich sorgen. Denn auch mich hätte ein Unglück treffen können und dann hätte er für mich entschieden, solange es noch möglich gewesen wäre.

Wir gaben uns Vollmachten für die Bankkonten, Erbauseinandersetzungen, Haushaltsauflösungen, Vereinbarungen mit Kliniken und Pflegeheimen. Diese Vollmacht ließen wir von dem Rechtsanwalt als Zeuge unterschreiben, unterließen es jedoch, sie von einem Notar beglaubigen zu lassen, was später nach dem Tod meiner Schwiegermutter zu eigentlich unnötigen Komplikationen führte. Denn wir wussten leider nicht, dass Grundstücksveräußerungen, die nur durch einen Notar durchgeführt werden dürfen, auch einer notariellen Vollmacht bedürfen. So musste später bei dem Verkauf von Axels Elternhaus eine gerichtliche Genehmigung des Kaufvertrages nachgeholt werden.

Zusätzlich machten wir beide eine Patientenverfügung, in der geregelt ist, dass wir auf lebensverlängernde Maßnahmen verzichten wollen, wenn das Leiden ohne Aussicht auf Besserung nur verlängert werden würde.

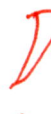

Wegen der etwas komplizierten Familienverhältnisse setzten wir auch jeder ein Testament nach unseren Vorstellungen auf. Wir beide waren zu diesem Zeitpunkt noch nicht verheiratet. Zwar lebten wir schon über zwanzig Jahre zusammen, aber die Notwendigkeit einer Heirat schien keinem einsichtig. Von Zeit zu Zeit hatte ich zwar darüber nachgedacht, besonders zu der Zeit, als wir beide gern ein Kind bekommen hätten. Aber als sich zeigte, dass der Kinderwunsch nicht in Erfüllung gehen würde, wurde das Thema noch unwichtiger. Auch jetzt war es erst einmal kein Thema. Doch nachdem wir Anfang 2005 alle Vollmachten und Verträge gemacht hatten, überlegten wir, ob nicht einiges leichter zu regeln wäre, wenn wir verheiratet wären. Da wir beide keine romantischen Vorstellungen von einer Ehe oder Hochzeit hatten, verfuhren wir ganz pragmatisch. Im Sommer gingen wir zum Standesamt, fragten nach den Voraussetzungen, besorgten die Papiere und bekamen den nächsten freien Termin. Ganz ohne Trauzeugen oder Feier. Ein bisschen hübsch gemacht hatten wir uns allerdings schon. So fuhren wir Ende Juni 2005 zum Standesamt und heirateten, was Axel dann zu der abschließenden Bemerkung veranlasste: »Da haben wir den Salat.«

Nachdem wir die Zeremonie hinter uns gebracht hatten, konnten wir auch eher ans Feiern denken, wir riefen spontan unsere

Freunde an und luden sie zur Hochzeitsfeier auf unsere Terrasse ein. Erstaunlich viele ließen sich dieses unerwartete Fest nicht nehmen. Einige Wochen später feierten wir dann auch noch offiziell ein Gartenfest.

Fast fünf Jahre sind wir jetzt schon verheiratet. Du erzählst mir fast jeden Tag, dass Du mich liebst und dass Du mich heiraten möchtest. »Ich möchte Dich heiraten, was hältst Du davon?« »Das finde ich eine gute Idee. Das möchte ich auch« »Das ist schön, dass Du das sagst.« oder »Das ist so schön mit Dir. Dich möchte ich zweimal heiraten.« oder »Du bist eine liebe Dame. Dich könnte ich heiraten.« Immer möchtest Du auch eine Bestätigung, dass es gut ist, was Du mir anbietest. »Macht Axel das richtig?« Das Heiraten ist offensichtlich der größte Vertrauensbeweis, der Dir möglich ist. Dabei habe ich es lange aufgegeben zu sagen, dass wir ja längst verheiratet sind. Die Heirat selbst ist längst vergessen, spielt keine Rolle mehr. Aber mit der Frage, »Willst Du mich heiraten?« legst Du Dein Leben vertrauensvoll in meine Hände. Du scheinst mir wie ein Kind, das sich anlehnt, Geborgenheit und Bestätigung sucht. Du strahlst mich dabei an und machst mich glücklich, weil Du mir dieses Vertrauen entgegenbringst.

Es ist ein großer Wandel in unserer Beziehung eingetreten. Aus einer lebendigen, manchmal aufreibenden und anstrengenden Auseinandersetzung ist ein ruhiges, stabiles Gefühl geworden. Es ist natürlich keine ausgewogene Ehe mehr. Ich musste alles Organisatorische übernehmen, ich trage die alleinige Verantwortung für viele Entscheidungen, die uns beide betreffen. Aber die Tiefe des Gefühls, das uns beide verbindet, die Freude, sich zu erleben, ist groß geblieben. Du hast sie und Du gibst mir so vieles zurück, das mich entschädigt für den Verlust, den ich auf der anderen Seite erlitten habe.

Nach fast sieben Jahren Krankheit erkennst Du mich noch als
Person. Ich weiß, dass es sich ändern wird und manchmal be-
komme ich es schon zu spüren, wenn Du fragst: »Hanna, wo ist
denn Hanna eigentlich?« »*Ich bin doch hier bei Axel*« »*Nein, Du*
bist doch nicht Hanna, Hanna.« *Mit diesen Gedanken bringst Du*
mich aus dem Gleichgewicht. Es ist schwer auszuhalten, dieses
Nebeneinander von ungeheurem Vertrauen und Zerbrechlichkeit
der Realität.

Thema Sterben

Das Thema Sterben begleitet uns seit Beginn der Krankheit.
Mein Mann war durch seinen Beruf oft mit ihm konfrontiert.
Er hat sich – so glaube ich – seinen Patienten offen gestellt und
ist auch in schwierigen Fällen mit sehr viel Feingefühl mit dem
Thema umgegangen. Manchmal hat er mir erzählt, wie ihn Gespräche, besonders mit jungen, sterbenskranken Menschen, belastet haben. Er meinte, in dem Moment, in dem er jemandem
sagen musste, dass er als Arzt keine Heilungschancen mehr
sähe, wachse eine Mauer zwischen ihm auf der gesunden Seite
und dem Kranken. Bei aller Empathie und Zuwendung blie-
be der Kranke allein in seiner Welt auf der Schwelle zum Tod.
Trotzdem meinte er, ein direktes Ansprechen sei immer besser
als ein Verdrängen und Vertrösten. In meiner eigenen Familie konnte ich seine Art direkt beobachten, als die Frau meines Bruders anrief und mitteilte, sie sei an Brustkrebs erkrankt
und bitte um ein Gespräch mit Axel als Arzt. Er unterhielt sich
eine Weile mit ihr. Und sagte dann: »Und jetzt hast Du gesehen,
wie sich der Sargdeckel ein wenig geöffnet hat?« Mir stockte
der Atem, denn ich fand diesen Satz sehr direkt und deshalb
heikel. Meine Schwägerin war überrascht, reagierte aber in ihrer etwas forschen Art mit lachender Zustimmung: »Ja, du hast
recht.« Später erzählte sie mir, dass sie diese direkte Ansprache

des Themas, das sie natürlich belastete, als wohltuend empfunden hat.

Sterben war für meinen Mann das große Leid des Menschen. Er tat sich sehr schwer, den Tod als natürliche Konsequenz des Lebens zu akzeptieren. Solange er sich ausdrücken konnte, beschäftigte ihn das Thema der Theodizee. »Wie kann Gott das Leid in dieser Welt zulassen? Wenn ich ihn wirklich einmal sehe, werde ich ihm sagen, dass das ungerecht ist, was er da macht. Krankheit und Tod, soviel Leid sollte man den Menschen nicht antun.« Mit meinem Bruder, der Pastor ist – Axel hat ihn ironisch »Der Bischof« genannt – hat er immer wieder dieses Thema erörtert, auch als man ihm diese Gedankengänge gar nicht mehr zutraute. Als ihm später 2010 eine Mitbewohnerin in der Wohngemeinschaft erzählte, ihr Mann sei vor neun Jahren gestorben, beschäftigte ihn das den ganzen Tag. Er klagte, dass er traurig sei, weil der Tod immer da sei. »Und der Herrgott, was macht der Herrgott. Komm doch mal zu uns und mach es besser. Und wir denken, wir sind schlau und wissen alles. Und eigentlich wissen wir nichts. Ist das dumm, was ich sage?«

Als meine Schwägerin nach ihrer Operation wieder erkrankte und es keine Aussicht mehr auf Heilung gab, war Axel auch schon erkrankt. Wir sind mehrmals hingefahren, waren kurz vor dem Tod und gleich danach bei ihr. Axel war berührt, aber trotzdem wie von einer Wolke eingehüllt, als träfe der Tod nicht sein Innerstes. Ähnlich empfand ich es bei dem Tod des Mannes meiner Freundin, der nur sechs Wochen nach meiner Schwägerin an einem Hirntumor starb. Meine Freundin und ich tauschten uns zu Beginn der Erkrankung aus wegen ähnlicher Entwicklungen der Verhaltensauffälligkeiten bei unseren Männern, die allerdings bei dem Hirntumor in entsetzlicher Geschwindigkeit vor sich gingen. Wir besuchten die beiden einige Male und Axel nahm großen Anteil. Zu viert schauten wir uns das Hospiz an, in dem unser Freund die letzte Zeit seines Lebens verbringen sollte. Es war eine mühsame Fahrt, denn seine Schmerzen ermöglichten nur langsames, vorsichtiges Fahren. Unnütze Erschütterungen mussten vermieden werden. Axel fuhr – es war im Herbst 2005 – und er bewältigte es gut. Er war sehr hilfsbereit und konnte seine medizinischen Kenntnisse in eingeschränktem Umfang einsetzen. Den Tod und die Beerdigung unseres Freundes erlebten wir voller Trauer, war es doch der zweite Tod im engeren Freundeskreis innerhalb sehr kurzer Zeit. Wenn gleichaltrige Freunde sterben, ist das Erlebnis anders als bei dem Sterben der älteren Generation. Der Tod kommt näher.

Zwei Jahre später erkrankte meine Schwiegermutter an Krebs. Axels Krankheit war 2007 schon so weit fortgeschritten, dass er die medizinischen Konsequenzen nicht mehr einschätzen konnte. Wir fuhren zwar ein paar Mal nach Bielefeld wie vorher auch zum Familienbesuch. An der medizinischen Betreuung aber konnte Axel nicht mehr teilnehmen. Wir versuchten, meinen Mann zu schützen, indem wir ihn fernhielten von medizinischen Gesprächen, um nicht ein Verantwortungsgefühl bei ihm zu wecken, er als Arzt und Sohn müsse sich jetzt um seine Mutter kümmern. Auch als meine Schwiegermutter in den letzten Lebenswochen Ende 2008 bei meiner Schwägerin in Hamburg war, waren wir nicht in die Pflege einbezogen, weil wir nicht absehen konnten, wie mein Mann reagieren würde. Bei den kurzen Besuchen und auch als er seine tote Mutter sah, reagierte er sehr angemessen, traurig, still, andächtig. Er weinte. Ich habe fast immer beobachtet, dass die Gefühle meines erkrankten Mannes der Situation adäquat waren. Selten habe ich es erlebt, dass er unangemessen reagiert hätte. Auch später konnte ich beobachten, dass er sehr einfühlsam auf Gefühlsregungen reagierte. Er registrierte Traurigkeit oder Freude manchmal schneller als andere und versuchte zu trösten oder mitzulachen. Nur waren diese Gefühle ganz spontan und meist schnell wieder vergessen. Auch der Tod meiner Schwiegermutter blieb als Erinnerung nicht haften. Seine Eltern spielen heute keine große Rolle mehr, auf Fotos erkennt er sie selten. Auch auf den Kosenamen seiner Mutter reagiert er nicht länger. Als ihm die Richterin, die mir die Vollmacht genehmigen sollte, für meinen Mann als Miterben mit seinen Geschwistern das Elternhaus zu verkaufen, bei dem Gespräch sagte: »Ich bin hier, weil Ihre Mutter gestorben ist und das Haus verkauft werden soll«, antwortete er: » Meine Mutter ist gestorben? Das ist mir aber neu.«

Konkret im Gedächtnis ist ihm nur der Tod meiner Schwägerin im Jahr 2005 geblieben. Merkwürdigerweise erinnert ihn ein Straßenname beim Spazierengehen immer daran. Jedes Mal beim Vorbeigehen an einem ähnlich lautenden Straßennamenschild sagt er: »Das ist doch Sigune. Die ist doch gestorben. Das ist aber traurig.«

Sein eigener Tod ist seit längerem ein Thema für ihn. Immer wieder fragt er mich: »Wann muss ich sterben? Muss ich jetzt sterben? Ich glaube, Du möchtest, dass ich sterbe. Die wollen mich hier tot machen.« In allen Variationen geht es um seinen Tod. Ich bin mir nicht sicher, was das zu bedeuten hat. Meine Vermutung ist, dass er das Schwinden seiner Fähigkeiten merkt und diese Einschränkungen in Verbindung zum Sterben setzt.

Abschied vom Leben mit Dir, ein Sterben auf Raten. Immer ein Stück weniger Beziehung, immer mehr Einsamkeit. Macht es den Abschied leichter, wenn es so langsam geht? Immer wieder möchte ich Dich halten und sagen, bleib noch eine Weile so, wie Du jetzt bist, bleib doch noch bei mir. Sag mir immer wieder, wie sehr Du mich magst. Es macht mich so traurig, wenn Du über

das Sterben redest und auch Angst hast. Es sind berührende Ge-
spräche. Du sagst: »Ich will nicht sterben, aber ich muss sterben,
ich glaube, ich bin schon gesterbt. Ich habe Angst. Hast Du auch
Angst? – Nein – Das stimmt nicht. Jeder hat Angst.« Natürlich
hast Du Recht. Auch ich habe Angst. Ich habe Angst vor der Stille,
die bleibt, wenn Du nicht mehr meinen Namen rufst. Ich habe
immer geglaubt, ich könne vor Dir sterben und Du würdest mich
auf dem Weg begleiten mit Deinen medizinischen Kenntnissen,
aber auch mit Deiner Empathie. Ich habe nicht daran gedacht,
dass ich es sein könnte, die Dir helfen müsste. Es macht mich so
hilflos, Deine Ängste zu sehen, wie sie so einfach und klar ausge-
sprochen werden. Du bist so ohne Schutz. Ich würde Dich gern
wie ein kleines Kind in den Arm nehmen und sagen: Bleib bei mir,
ich helfe Dir, aber ich kann Dir gar nicht helfen. Letztendlich habe
ich keinen Zugang zu Dir. Du musst Deinen Weg allein gehen. Ich
kann Dich nur ein Stück begleiten.

Entwicklung der Krankheit im mittleren Stadium

Trotz aller schönen gemeinsamen Erlebnisse war das Fortschreiten der Krankheit nicht zu übersehen. Bis zum Herbst
2005 konnte ich meiner Arbeit noch vollständig nachgehen. Ich
war seit Jahren Abteilungsleiterin in der Zentralbibliothek der
Hamburger Öffentlichen Bücherhallen. Diese Arbeit war sehr
abwechslungsreich und ich habe es genossen, in einem Team
meine Ideen umsetzen zu können. Die Arbeit hat mir immer
Spaß gemacht. Jetzt wurde sie aber zunehmend zur Belastung,
da ich immer mehr den Spagat versuchte zwischen einer angemessenen Betreuung für meinen Mann und der verantwor-
tungsvollen Erledigung meiner Arbeit.

Wir hatten es weiterhin so geregelt, dass mein Mann sich mittags mit mir traf und wir gemeinsam essen gingen. Es war für ihn eine angenehme Unterbrechung des sonst zu langweiligen Vormittags und entlastete mich vom Einkaufen und Kochen. Nun konnte mein Mann zunehmend die Uhr nicht mehr lesen. Das bedeutete, er saß manchmal schon eine Stunde vor dem vereinbarten Termin in meinem Büro, strahlte mich an und sagte, dass es doch nichts mache, er könne sich doch danebensetzen und warten. Das war mit der Arbeit nicht immer zu vereinbaren. Manchmal rief er mich zehnmal am Vormittag an, um zu fragen, ob er jetzt losgehen sollte. Es ging nicht nur um den Zeitaufwand und die Störung des Arbeitsablaufs, sondern auch um die Anspannung in mir, die mich nicht mehr ruhig arbeiten ließ. Ich hatte selbst sehr hohe Ansprüche an meine Arbeit und kam zunehmend weniger damit klar, dass sich Privatleben und Arbeit so mischten. Dabei hatte ich sehr verständnisvolle Kollegen und ich habe zu keinem Zeitpunkt Vorwürfe gehört. Auch behandelten alle meinen Mann sehr rücksichtsvoll, wenn er sich manchmal in dem Labyrinth der Büroräume verirrte.

Ich wurde jetzt 59 Jahre alt und musste überlegen, wie ich meinen Alltag besser in den Griff bekam. Daher entschied ich mich, auf jeden Fall mit 60 in den vorzeitigen Ruhestand zu gehen. Bis dahin wollte ich das letzte Jahr nur noch mit halber Stundenzahl arbeiten. Mein familienfreundlicher Arbeitgeber ermöglichte mir diese Regelung und so konnte ich 2006 mit Entlastung rechnen.

Ich arbeitete 2006 nur noch an vier Tagen halbtags. Die Besuche meines Mannes am Arbeitsplatz waren nicht mehr nötig. Wir gingen zusammen einkaufen, kochten und verbrachten den Alltag gemeinsam. Oft machten wir Spaziergänge oder arbeiteten im Garten. Berufliche Arbeiten gab es nicht mehr für meinen Mann, er fragte auch kaum danach. Meistens stand er neben mir und freute sich, dass er mit mir sprechen konnte. Manchmal kamen Erinnerungen an seine eigene Tätigkeit. »Ich habe doch immer viel gearbeitet. Wann kann ich wieder etwas Vernünftiges tun?« Aber die Erinnerung an die Berufstätigkeit verblasste immer mehr.

Es waren die Unzulänglichkeiten des Alltags, die unser Zusammenleben immer mehr prägten: das Vergessen von Verabredungen, das Suchen nach verlegten Sachen, das ständige Fragen nach eigentlich Selbstverständlichkeiten. Dazu kamen auch ganz praktische Schwierigkeiten. Der Umgang mit Geld wurde problematisch. Mein Mann war immer sehr großzügig gewesen. Er war der Meinung, wenn er viel verdiene, könne er auch viel abgeben. So lud er gerne ein, gab gerne Trinkgeld. Dabei hatte er sein Vermögen immer verantwortungsvoll verwaltet und handelte mit den Banken gute Konditionen aus. Jetzt hatte er aber zu Zahlen überhaupt kein Verhältnis mehr. Es war eines der ersten erkennbaren Defizite gewesen. Ihm war es jetzt egal, wie viel auf seinem Konto war. Ob er es überzog und Zinsen zahlte, interessierte ihn nicht wirklich. Also versuchte ich, mir einen Überblick zu schaffen und die verschiedenen Konten auszugleichen. Für die privaten Konten hatte ich immer schon die Vollmacht gehabt. Dass ich wirklich eingreifen musste, wurde mir deutlich, als ich ihn bat, mir von seinem Konto einen etwas größeren Betrag abzuheben. Er war am Abend ganz stolz, dass er es selbständig erledigt hatte, und gab mir das Geld. Ich war sehr überrascht, als ich plötzlich das zehnfache der erbetenen Summe in der Hand hielt. Natürlich war ich erschrocken und fragte: »Wieso denn so viel?« Ihm war es etwas unangenehm, aber er fand es nicht wirklich schlimm. »Ich dachte, Du könntest Dir auch mal was Schönes kaufen«, war sein Kommentar. »Wenn Du es nicht willst, bring ich es morgen zurück und sage, es sei ein Versehen gewesen. Das ist doch nicht so schlimm.«

Auch beim Einkaufen übersah er die Summen nicht mehr. Manchmal streckte er einfach einen Schein hin und überprüfte in keiner Weise, was damit passierte. Ihm war aber wichtig, Geld bei sich zu haben. Er hatte früher immer viel Bargeld im Portemonnaie, manchmal mehrere hundert Euro. Ich wusste nicht, was ich tun sollte, um ihm das Gefühl zu lassen, er verfüge über viel Geld, und gleichzeitig das Risiko zu vermindern, dass Missbrauch damit getrieben werden könnte. Schließlich gab ich ihm ein dickes Bündel mit Fünf-Euro-Scheinen und meinte, jetzt hätte er für eine lange Zeit Geld genug. Er akzeptierte das und war glücklich.

Die Orientierung wurde immer schwieriger und ab 2006 versuchte ich zu organisieren, dass er nicht mehr allein spazieren ging. Bei einem Ausflug mit dem Zug nach Lüneburg aber verlor ich meinen Mann auf der Rückfahrt auf dem Hauptbahnhof. Ich war aus dem vollbesetzten Zug ausgestiegen und wollte zur S-Bahn hinübergehen, als er plötzlich hinter mir verschwunden war. Er hatte mich offensichtlich aus dem Blickwinkel verloren und war in eine andere Richtung gegangen. Ich suchte sofort überall nach ihm, ging den Bahnsteig auf und ab, ging in die Geschäfte, ging zur S-Bahn. Nirgendwo war Axel zu finden. Zufällig traf ich meine Freundin, die auf dem Weg von der Arbeit nach Hause war. Wir suchten zusammen. Es war inzwischen über eine Stunde vergangen. Ich war verzweifelt, wusste aber von seinen Lösungsstrategien. Also verabredeten wir, sie solle nach Hause fahren und mich anrufen, falls Axel dort auftauchen würde. Kurze Zeit später klingelte mein Handy, aber nicht meine Freundin war am Telefon, sondern meine Schwägerin, die erzählte, Axel sei bei ihr eingetroffen. Er hatte sich, als er mich verloren hatte, an einen Taxifahrer gewandt und ihn gebeten, ihn in den Stadtteil zu fahren, in dem wir wohnten. Die genaue Adresse konnte er ihm nicht sagen, also fuhren sie erst mal los. Auf dem Weg dorthin erkannte mein Mann das Haus seiner Schwester und sagte dem Taxifahrer, dort solle er anhalten. Meine Schwägerin zahlte die Taxikosten und Axel fand, dass er die schwierige Situation sehr gut bewältigt hatte.

Es war nicht immer so einfach, Lösungen zu finden. Allmählich verschwand sein Verständnis für den Alltag. Lange Zeit war das Telefon noch eine Verbindung gewesen, mit der er von überall kommunizieren konnte. Doch die Bedienung des Handys wurde immer schwieriger: er vergaß es aufzuladen, er wählte die falschen Nummern, er bediente die falschen Tasten. Auch unser Telefon wurde undurchschaubarer. Irgendwann verstand er gar nicht mehr, was Telefonieren eigentlich bedeutet. Dass hinter dem Hörer jemand sprach, der aber nicht da war, ging über sein Verständnis von Wirklichkeit hinaus. Zum Problem wurde es dann, als er auch nicht mehr verstand, dass ich telefonieren wollte und versuchte, mich daran zu hindern, indem er ständig fragte: »Was machst du da? Mit wem redest Du? Warum redest Du nicht mit mir?«

Musik war das, was wir noch lange gemeinsam erleben konnten. Zu Beginn der Krankheit hatte ich ein Abonnement für Klavierkonzerte für uns beide gekauft. Wir freuten uns jedes Mal darauf, einen entspannten Abend zu verleben, und entwickelten unser Ritual, dass es in der Pause ein Glas Rotwein gab und eine Brezel. Wir hörten der Musik zu und genossen es, außerhalb der Wohnung etwas gemeinsam zu tun. Im dritten Jahr wurde es für ihn schwierig, die ganze Zeit stillzusitzen. Ich merkte, wie Axel hin und her rutschte, am Programmheft herumnestelte, mir etwas zutuschelte. Ich selbst wurde auch ganz nervös, weil ich Angst hatte, er könnte andere Zuhörer stören. In der vierten Saison verlängerte ich das Abonnement nicht mehr, da der Zeitbogen von fast zwei Stunden zu lang geworden war. Die innere Unruhe wurde immer größer und das Sitzen fiel ihm immer schwerer. Trotzdem ist die Musik auch heute noch eine Möglichkeit, seine Aufmerksamkeit zu erregen oder ihn zu beruhigen. Axel liebt klassische Musik, aber auch Rockmusik, mit der er groß geworden war, gehört in das Repertoire. Nach der Musik der Rolling Stones fängt er manchmal an zu tanzen.

Sein Drang, sich zu bewegen, wurde zu einem entscheidenden Kriterium unseres Alltags. Ich versuchte, alles umzustellen. Wir machten weniger Einkäufe mit dem Auto und erledigten alle Besorgungen zu Fuß, gingen jeden Weg einzeln: einmal zum Schuster, einmal in die Apotheke, einmal zum Bäcker. Nachmittags zum Tee besuchten wir seine Schwester, die etwa zwei Kilometer entfernt wohnt, oder machten einen Spaziergang an der Elbe. Laufen in langsamem Tempo stellte ihn zufrieden. Und er ging ununterbrochen, selbst beim Essen wollte er oft nicht sitzen, sondern ging in der Wohnung auf und ab mit Teller oder Brot in der Hand.

Beim Spazierengehen war mein Mann sehr kommunikativ. Er hatte nie Schwierigkeiten, auf Menschen zuzugehen, aber jetzt nutzte er jede nur denkbare Gelegenheit, Menschen anzusprechen. »Wie alt ist denn der Hund? Und wie heißt er?« »Das ist aber schön, dass Sie mit ihrem Kind spazieren gehen.« Er hatte immer die gleichen Floskeln und ein wirkliches Gespräch kam nicht zustande. Aber die Menschen reagierten fast alle ausgesprochen freundlich, auch wenn sie bei den Versuchen, ein Gespräch zu entwickeln, schnell merkten, dass das nicht möglich war. Ich habe nie erlebt, dass jemand ärgerlich reagierte, es wandte sich höchstens jemand irritiert ab. Aber Axel war stolz: »Ich war doch nett zu den Leuten. Man muss doch mit ihnen reden. Ich mag doch die Menschen.« Nur mir war diese Distanzlosigkeit peinlich.

Axel ist immer sehr sportlich gewesen. Er liebte die Bewegung. Deshalb reagierte ich sehr erfreut auf eine Anzeige in der Tageszeitung, in der eine Betreuung von Demenzkranken in einem Fitnessstudio für Ältere angeboten wurde. Mein Mann war zwar nie in einem Fitnessstudio gewesen, sondern hatte immer das individuelle Training draußen vorgezogen, aber ich konnte ihn überzeugen, dass uns gemeinsam die Bewegung guttun würde. Es gab zu dem Zeitpunkt nur noch einen demenziell Erkrankten, der dort auch trainierte. Das Trainingsprogramm setzte sich zusammen aus Einzelbetreuung und gemeinsamem Sport wie Hockergymnastik. Die einzeln betreute Stunde machte zunächst keine Schwierigkeiten, auch wenn mein Mann nicht immer Lust hatte, die Übungen auf dem Laufband zu erledigen. Er fand es viel lustiger zu reden und Kaffee zu trinken. Im Laufe der Zeit verstand er dann immer weniger, was er tun sollte, so wurden aus den Sportstunden vorwiegend Spazierstunden. Die gemeinsamen Übungen waren schnell zum Scheitern verurteilt, weil Axel sich an den Spielen nicht beteiligte, sondern immer nur Unsinn machte, den Ball wegstieß, das Schwungtuch losließ oder sich einfach wegdrehte. Er machte sich lustig über »so einen Kinderkram«, der ihn nicht forderte. Es war auch hier seine Strategie, die Überforderung als Unterforderung darzustellen, um so seine Defizite verschleiern zu können. Leider mussten wir diese Aktivitäten einstellen, da das Fitnessstudio unseren Vertrag unter diesen Bedingungen nicht verlängern wollte.

Es gab auch die kleinen Widrigkeiten des Alltags, die das Leben erschwerten. Wir waren bei meiner Schwester zu Besuch gewesen und packten unsere Sachen. Axel wollte seinen Koffer alleine packen. Er kam stolz zu mir, sagte, er sei fertig, wir könnten gehen, aber er kam in Unterhose und hatte vergessen, seine Sachen für unterwegs herauszulegen. Jetzt musste der Koffer wieder aufgemacht werden. Sehr zum Verdruss meines Mannes.

Er konnte manchmal sehr ärgerlich werden, besonders, wenn man von ihm etwas wollte, was er partout nicht einsehen konnte. Es ist nicht immer leicht, Geduld zu bewahren, wenn die Selbstverständlichkeiten des Alltags nicht mehr einsichtig sind. »Warum soll ich den Mantel anziehen? Warum kann ich denn die Sandalen nicht anbehalten? Warum soll ich denn jetzt noch mal aufs Klo? Warum behandelst Du mich so, ich bin doch kein kleines Kind?« Die Balance zu entwickeln zwischen dem, was wirklich nötig ist, und dem, was nur den Konventionen entspricht und wegfallen kann, ist ausgesprochen schwer. Die Verletzungen und Erniedrigungen, die mein Mann wegen solcher Dinge erlebte, sind kaum zu ermessen, auch wenn sich nicht alles vermeiden ließ. Er war kein Kind und zeigte dies auch zunehmend mit seiner körperlichen Kraft, die mir weit überlegen war. Ich musste lernen, dass er den Mantel nicht wollte und auch nicht anzog. Ich musste lernen, dass er dann fror, nicht ich, und dass er trotz seiner Erkrankung bis zu einen gewissen Maße die Verantwortung für sich trug. Bei manchen alltäglichen Dingen lief es ganz gut. Schwierig wurde es bei dem Thema Körperpflege. Als Arzt war mein Mann gewohnt, sehr konsequent und gründlich Körperpflege und Hygiene zu betreiben. Jetzt fing er an, sich zu vernachlässigen. Er wusch sich nicht mehr, zog seine Kleidung nicht mehr aus, achtete überhaupt nicht mehr auf sein Äußeres. Wahrscheinlich nahm er es gar nicht mehr wahr. Ich ließ ihn in seiner Kleidung schlafen, auch als er seine Schuhe nicht mehr ausziehen wollte. Manchmal schlief er sogar im Mantel, weil ich ihn nicht überzeugen konnte, dass es bequemer wäre, den Mantel auszuziehen.

Schwieriger war die Toleranzgrenze bei der Körperpflege. Da er sich selbst nicht mehr wusch, versuchte ich, ihn einmal in der Woche davon zu überzeugen, dass ein Bad doch sehr entspannend wäre. Bis 2007 ging das noch sehr gut. Er ging auch weiterhin gern und regelmäßig zum Friseur, weil das ein gutes Unterhaltungsprogramm war. Mit dem Friseur, den er schon jahrelang kannte, kam er sehr gut aus. So machten wir gern einen Spaziergang dahin und konnten uns die Prozedur des Haarewaschens zu Hause sparen. Mit dem Baden war es etwas schwieriger. Ich saß oft so lange auf dem Badewannenrand und redete auf ihn ein, in die Wanne zu steigen, bis das Wasser wieder kalt war. Ich ging auch mit ihm ins Wasser, nur damit er überzeugt war, es mache Spaß. Aber er entwickelte eine starke Abneigung gegen das Ausziehen und gegen Wasser. Wenn ich versuchte, irgendwie mit dem Waschlappen an ihn heranzukommen, dann bekam ich erst einmal eine Salve von Beschimpfungen zu hören, manchmal schlug er auch um sich, bis ich es schließlich aufgab. Aber irgendwie schaffte ich es doch, dass er sich einmal in der Woche säuberte.

Unser Leben wurde immer mehr geprägt durch die Krankheit. Ständig war ich angespannt und dachte, ich müsse auf ihn aufpassen. Andererseits wurde ich für ihn immer mehr zu einem verlässlichen Anker, der aber auch immer verfügbar war. Die Belastung wurde noch größer, da der Tag-Nacht-Rhythmus nicht mehr zuverlässig war. Manchmal ging Axel um 8 Uhr abends ins Bett, manchmal geisterte er bis 3 Uhr herum, ehe er sich hinlegte. Einmal wachte ich um 5 Uhr morgens auf und fand ihn nicht mehr neben mir. Ich suchte im Haus, konnte ihn nirgends finden, suchte dann auf der Straße und fand ihn ganz verloren hin und her laufend. »Wie schön, dass Du mir hilfst«, sagte er, als er mich sah und ließ sich wieder ins Haus führen.

Ob er sein Zuhause wirklich noch als solches erkannte, war nicht eindeutig festzustellen. Wenn wir abends zusammensaßen, sagte er mehrfach: »Jetzt möchte ich aber nach Hause.« Die Beschwichtigungen »Axel, das ist doch dein Zuhause. Sieh mal, hier ist das Wohnzimmer, hier ist dein Sessel« halfen nicht. Manchmal nützte es, ins Schlafzimmer zu gehen und das Bett zu zeigen. »Hier kannst Du schlafen, wenn Du willst, und hier schlafe ich auch.« Meistens fragte er aber weiter: »Ich möchte nach Hause. Wo ist mein Zuhause?« Ich bin mir nicht sicher, ob dies Ausdruck seiner eigenen Verlorenheit war, ob er einen festen, verlässlichen Punkt brauchte oder mit dem Wort Zuhause eigentlich sich selbst meinte. Ich half mir so, dass ich seine Worte wörtlich nahm und sagte, »Jetzt gehen wir nach Hause. Komm!« Wir gingen ein Stück spazieren und dann zeigte ich ihm das Haus. »Sieh mal, das ist unser Haus. Hier wohnst Du. Jetzt gehen wir in das Haus und Du kannst in Dein Schlafzimmer gehen.« Es hat immer geklappt. Er wurde ruhiger und konnte sich wieder mit seiner Umgebung anfreunden.

Auch wenn ich ab Ende 2006 gar nicht mehr arbeitete, fühlte ich mich wegen der ständigen Verfügbarkeit überfordert. Ich konnte keine Besorgungen mehr machen, kein Arztbesuch war für mich möglich, wenn ich nicht jemanden fand, der sich um meinen Mann kümmerte, es gab keine Gespräche mit Freundinnen, keinen Kinobesuch, kein Fernsehen. Manchmal sehnte ich abends das Einschlafen meines Mannes herbei. Ich saß am Bett, redete mit ihm, hörte leise Musik und hoffte auf eine ruhige Nacht.

Wie halte ich das aus? Ich bin verzweifelt, weil ich spüre, dass Du an mir zerrst. Du kriechst manchmal richtig in mich herein. Wenn ich telefoniere, sitzt Du daneben, nimmst meine Hand. »Mit wem redest Du? Was machst Du da? Komm mit mir!« Jeder Kontakt nach außen ist eine Belastung für uns. Immer mehr muss ich heimlich machen und habe doch ein schlechtes Gewissen dabei. Ich fühle mich so verpflichtet, mich um Dich zu kümmern, Dir das Leben erträglich zu machen und schaffe es doch nicht. Ich habe das Gefühl, mein eigenes Leben abzugeben und nur noch für Dich da zu sein. Eine Weile kann ich das, aber jahrelang? Wir haben immer ein eigenständiges Leben geführt, mit viel Nähe und Leidenschaft, aber auch mit viel Distanz, weil wir beide darauf Wert legten, unsere eigenen Interessen zu verfolgen und zu entwi-

ckeln. Und jetzt dieses Vereinnahmen durch Dich. Meine Verwir-
rung ist groß. Manchmal ist da noch diese Vertrautheit, tiefe Zu-
neigung und dieses Gefühl, nichts kann uns trennen, wir gehören
zusammen. Und dann nur noch Überforderung, Genervtsein. Ich
habe keinen Partner mehr, dem ich mich anvertrauen kann. Wir
leben in verschiedenen Welten und ich lerne nur sehr mühsam,
damit umzugehen.

Ich bekam große Unterstützung von Freundinnen und der
Familie. Meine Schwägerin kümmerte sich intensiv um ihren
Bruder. Sie half immer aus, wenn ihre Zeitplanung das zuließ.
Meine Freundinnen gingen mit meinem Mann spazieren, luden ihn zum Essen ein, kümmerten sich um ihn, um mich zu
entlasten. Trotzdem war es keine planbare Hilfe, da ich immer
Termine abmachen musste und ich nicht immer wieder fragen
mochte. So sprach ich Anfang 2008 mit dem Arzt darüber, der
mir eine Adresse einer Tagespflegeeinrichtung gab, bei der ich
mich erkundigte, ob sie meinen Mann aufnehmen würden.

Hilfe bei der Pflege: Tagespflege

Wir vereinbarten einen Termin, an dem wir uns die Einrichtung
gemeinsam ansehen sollten. Ich fuhr mit meinem Mann hin und
war sehr erschrocken. Zwar hatte ich schon Altenheime gesehen,
selbst Kontakt zu Demenzkranken gehabt und mich mit vielen
Fragen der Krankheit beschäftigt, als ich eine Ausbildung in der
ehrenamtlichen Sterbebegleitung machte, aber jetzt war ich direkt betroffen. Ich war Angehörige und sollte meinen Mann hier
abgeben. Das Haus war freundlich, die Mitarbeiter sehr fürsorglich, aber ich sah überwiegend alte Menschen mit ihren Gebre-
chen. Menschen im Rollstuhl oder zusammengesunken in den
Sesseln, Menschen, die ununterbrochen redeten oder teilnahms-
los dösten, Menschen, die verwirrt hin und her liefen.

Und hier sollte mein Mann sich wohlfühlen? Er, der noch nicht einmal 60 Jahre alt war, mobil, körperlich fit, äußerlich immer noch einigermaßen adrett, dem man die Demenz immer noch nicht auf den ersten Blick ansah. Mir schwindelte. Was tue ich hier? Was tue ich meinem Mann an? Nach dem Gespräch war ich bedrückt und auch hilflos, weil ich keine Alternativen sah. Ich musste mich mit dem Thema auseinandersetzen, wenn ich Hilfe wollte. Und ich hatte auch Zeit, weil die Einrichtung voll belegt war. Ich ließ mich auf die Warteliste setzen.

In den nächsten Wochen versuchte ich, mir über die Situation klar zu werden. Ich sprach in der Alzheimer-Angehörigengruppe über das Thema und dort ermutigte man mich, mir Entlastung zu schaffen. Die Einrichtung war für mich schockierend gewesen, doch war sie das auch für meinen Mann? Es handelte sich um eine kleine Gruppe von Kranken, die hier zur Entlastung pflegender Angehöriger tagsüber betreut wurde. Das Personal war geschult, ging sehr liebevoll mit den Gästen um, ging auf ihre Bedürfnisse ein, versuchte, ihre Fähigkeiten zu aktivieren. Es war alles so, wie ich es mir eigentlich wünschen konnte. Trotzdem war da ein Widerstand. Doch nicht mein Mann! So alt und krank ist er doch gar nicht! Dies Gefühl wird mich noch lange begleiten und mein Mann wird es mir immer wieder bestätigen. Aber natürlich ist er doch wie die anderen, er ist an Alzheimer erkrankt. Er hat seinen ganz persönlichen Krankheitsverlauf, aber er ist krank. Immer wieder muss ich mir diese Erkenntnis vor Augen führen.

Ich versuchte, mich an den Gedanken zu gewöhnen, und erhielt auch innerhalb der Familie viel Unterstützung. Also fragte ich nach einigen Wochen wieder an, ob ein Platz frei geworden wäre, und bekam die Zusage, dass ich nach Ostern 2008 mit meinem Mann kommen könne. Wir wurden sehr freundlich begrüßt, es gab Frühstück und mein Mann wurde zu den anderen Gästen geführt. Die Mitarbeiter lenkten ihn einen Moment ab und ich verschwand. Der Tag war aufregend, ich konnte ihn nicht genießen, weil ich immer in Gedanken bei meinem Mann war. Er wurde nachmittags zurückgebracht und schien ganz ausgeglichen. Aber er war doch empört, was er denn eigentlich bei den Alten und Kranken sollte. Es war schwer, ihn zu integrieren, doch eine Mitarbeiterin kümmerte sich besonders intensiv um ihn und appellierte an seinen Beruf. Er als Arzt könne ihr doch sehr gut helfen. Mein Mann war immer ansprechbar, wenn man ihn um seine Mithilfe bat. So konnte er es auch hier akzeptieren, mit ihr die übrigen Patienten zu »betreuen«.

Es war vereinbart, dass er an zwei Tagen in der Woche zur Tagespflege abgeholt wurde. Zwar ist er immer mitgefahren, aber es war schwierig, ihn dazu zu bewegen. Es gab jeden Morgen Diskussionen und Überredungsversuche. Wohlgefühlt hat er sich nie, vermute ich. Einmal saß er auf der morgendlichen Fahrt eine kurze Zeit allein im Bus, während der Fahrer einen anderen Gast abholte. Er stieg aus und wollte wahrscheinlich wieder nach Hause. Nach einiger Zeit wurde er wiedergefunden und in die Tagespflege gebracht. Aber auch da war er nicht wirklich sicher. Zweimal lief er von dort in einem unbeaufsichtigten Moment weg und wurde dann mit Hilfe der Polizei gesucht. Auch die ganze Familie war unterwegs. Meine Neffen fanden ihn an der Elbe, schon fast zu Hause angekommen. Er hatte den richtigen Weg genommen. An der Elbe kannte er sich aus und wenn wir ihn nicht vorher entdeckt hätten, hätte er vermutlich auch allein den Weg bis nach Hause gefunden. Beim zweiten Mal war er in die falsche Richtung gegangen und landete nach mehreren Stunden in einem entfernten Stadtteil, in dem er sich gar nicht auskannte. Dort war er einer Bedienung eines Lokals aufgefallen, als er eine Straßenkreuzung überqueren wollte und sich auffällig verhielt. Sie sprach ihn an und verständigte die Polizei, die ihn abholte und zurückbrachte. Als er nach dem stundenlangen Marsch wieder zu Hause war, war er vergnügt und bedankte sich bei den Polizisten, die ihn so nett gefahren hätten, sodass er bei Dunkelheit nicht mehr habe laufen müssen.

Um die morgendliche Situation ein wenig zu entschärfen, brachte ich meinen Mann mit dem eigenen Wagen in die Tagespflege. Ich konnte so auf seinen Rhythmus Rücksicht nehmen, konnte ihn auch mal länger schlafen lassen und brauchte beim Anziehen nicht zu hetzen. Aber der Abschied wurde nicht leichter. Immer wieder musste ich Tricks anwenden und ganz schnell verschwinden, damit er nicht hinterherlief. Am Nachmittag begrüßte er mich freudestrahlend und schien erleichtert, dass er endlich wieder mitfahren konnte. Nur ganz allmählich trat ein Gewöhnungseffekt ein. Das lag sicher an der liebevollen Betreuung, aber richtig angekommen war er dort trotzdem nie.

Für mich war die Tagespflege auch immer nur als Zwischenstadium gedacht. Mir war klar, dass ich nach einer Dauerlösung suchen musste, da die Situation zu Hause immer schwieriger wurde. Mein ganzes Leben hatte ich auf die Krankheit eingestellt: Ich ging stundenlang spazieren mit meinem Mann, machte die meisten Besorgungen mit ihm zu Fuß, legte meine Termine auf meine beiden freien Tage, verzichtete weitgehend aufs Fernsehen, las nur noch, wenn mein Mann schlief, ging nicht mehr ins Kino oder zum Essen. Das waren aber keine Einschränkungen, die ich als wirklich einschneidend empfunden hätte. Wirkliche Belastungen waren die Erlebnisse, die ich auf Dauer nicht mehr mit Humor nehmen konnte.

Wir schliefen schon lange mit Licht, damit Axel nachts den Weg zur Toilette fand. Eines Nachts stand er neben meinem Bett und urinierte auf den Schlafzimmerfußboden. Ich schreckte auf, war erregt und versucht ihn ins Bad zu bringen. Er stoppte auch, ging dann aber ins Wohnzimmer und urinierte dort seelenruhig auf den Teppich. Ich saß dort heulend und machte alles wieder sauber, während Axel sich wieder ins Bett verkrochen hatte und weiterschlief. Anstrengend wurde vor allem die Körperpflege. Axel wechselte die Kleidung nicht mehr freiwillig. Er zog auch die Schuhe nicht mehr aus, schlief in Schuhen, teilweise auch im Mantel. Es dauerte Stunden, bis ich ihn überredete, ins Bad zu kommen. Manchmal konnte ich ihn mit emotionaler Erpressung erreichen. Ich weinte, bis er sagte: »Na, wenn du es denn möchtest, komm ich mit in die Badewanne.« Manchmal wurde ich aber auch geschlagen, wenn ich ihm helfen wollte, die Hose auszuziehen. Nicht sehr heftig, aber so, dass ich stets auf dem Sprung war und mir immer ein Fluchtweg blieb. Wenn die Situation eskaliert war, reagierte mein Mann aber immer sehr fürsorglich. Er wusste trotz allem eigentlich immer noch, war er tat. »Ich will dir doch nicht wehtun. Ich bin doch nicht böse.« Nein, das war er nicht und ich auch nicht. Aber ich sah, dass es ihn beschämte, Hilfen anzunehmen, die er nicht einforderte. Wo liegt die Grenze zwischen einer entwürdigenden Behandlung und der notwendigen Unterstützung, um einer Selbstgefährdung entgegenzuwirken? Nie wollte ich meinen Mann wie ein Kind behandeln, nie über ihn hinweg entscheiden, ohne ihn einzubeziehen. Doch immer wieder ertappte ich mich dabei, dass dieser Spagat mir nicht gelang.

Mein Mann bemerkte die Veränderungen, die in ihm vorgingen. Er spürte, dass er den Gesprächen nicht mehr folgen konnte, dass er nicht mehr Mittelpunkt war mit seinem Witz und seinen Wortspielen. Bei einer Familienfeier vermisste ich Axel, suchte ihn und fand ihn im Flur, wo er auf und ab ging. Ich fragte, weshalb er denn nicht mehr im Garten bei den anderen sei. »Ich gehöre nicht mehr dazu«, war seine Antwort. Er fühlte sich isoliert und war es auch, denn niemand sprach langsam mit ihm, ging auf ihn mit einfachen, verständlichen Worten ein. Er konnte die vielen Leute nicht mehr zuordnen. Wen kannte er eigentlich, wer war fremd? Es waren zu viele Eindrücke, die er nicht mehr sortieren konnte. So blieb mir nur, ihn mit zurück in den Garten zu nehmen: »Komm, ich bin ja bei Dir, Du gehörst doch zu mir«, was aber uns beide isolierte, weil ich nun auch mit niemandem reden konnte.

Im Laufe der Krankheitsentwicklung ist zwischen uns eine ungewöhnliche Nähe entstanden, wie ich sie mir nicht hätte vorstellen können, solange mein Mann gesund war. Es ist eine Nähe, die schwer zu beschreiben ist. Als Axel erkrankte, war ich natürlich die Person, mit der er alles besprechen konnte, was ihn bewegte. Er zeigte mir seine Gefühle, Ängste und Hoffnungen offener als jemals zuvor. Zwischen uns entwickelte sich eine Nähe, die sich auch auf unsere Sexualität auswirkte. Wir hatten in den ersten Jahren der Krankheit eine intensivere sexuelle Beziehung als in den Jahren zuvor. Aber ich spürte, dass diese Beziehung nicht mehr gleichberechtigt war. Wir beide waren und sind keine ebenbürtigen Partner mehr. Ich bin der Rettungsanker, der aus der Verzweiflung herausführen soll. Ich fühlte mich immer weniger als Person erkannt. Es ist ein merkwürdiges Gefühl. Immer noch bin ich die vertrauteste Person; ich bin die, die sofort erkannt wird, die hilft und versteht. Und trotzdem bin ich gar nicht mehr ich, sondern trotz aller Nähe immer ein Stück Funktion, ein Rest der alten Welt, der Stabilität erzeugt. Auch jetzt nach sieben Jahren Krankheit, wo keine verbale Kommunikation wie früher mehr möglich ist, wo Sexualität der Zärtlichkeit gewichen ist, bleibt das Ungleichgewicht der Gefühle deutlich. Ich empfinde eine große Zärtlichkeit für meinen Mann und er sicher auch für mich. Aber es bleibt eine Mauer zwischen uns, die nicht mehr überwunden werden kann. Und es bleibt Einsamkeit.

Planungen für eine Wohngemeinschaft

Mein Leben richtete sich immer stärker auf die Krankheit meines Mannes aus. Die Tagespflege, zu der ich ihn zweimal in der Woche fuhr, hatte etwas Entlastung gebracht, aber mein Leben war für mich kaum planbar. Es gab keinen Raum mehr für meine persönlichen Bedürfnisse. In den Nächten stand ich unter starker Anspannung. Ich wachte bei jedem kleinen Geräusch auf, glaubte, Axel sei unruhig und ich müsste mich darum kümmern. Manchmal war es auch wirklich so, er stand nachts auf, lief in der Wohnung herum, schlief dafür den ganzen Vormittag und war nicht zum Aufstehen zu bewegen. Mir war seit längerem klar, dass ich diese Belastung nicht lange würde aushalten können.

Bereits im Herbst 2006 auf dem Internationalen Alzheimer-Kongress in Berlin hatte ich von Wohngemeinschaften für Demenzkranke gehört. Wohngemeinschaften waren für mich und meinen Mann seit der Studentenzeit selbstverständlich. Wir wohnten auch später in verschiedenen WGs und hatten diese Form des Wohnens auch für unser Alter in Erwägung gezogen. Ein Zusammenleben mit Gleichgesinnten, bei dem man gemeinsam Stärken nutzen und Schwächen ausgleichen konnte, schien uns eine sinnvolle Wohnform. So war ich sehr interessiert, als ich von einer Tagung zu alternativen Wohnformen von Demenzkranken erfuhr. Am 31.8.2007 fand der 1. Norddeutsche Wohn-Pflege-Tag in Hamburg statt. Es war eine Tagung vorwiegend für Pflegekräfte, aber ich als Ehefrau eines Erkrankten bekam Anregungen und konkrete Vorstellungen, wie das Leben in einer WG aussehen konnte und was auf die Angehörigen zukommt.

Nach den ersten Informationen konnte ich mir vorstellen, dass Axel sich dort wohlfühlen würde. Wir hatten nach der Feststellung seiner Erkrankung manchmal darüber gesprochen, wie wohl die Zukunft aussähe. Er bat mich oft, wenn wir an einem Altenheim in unserer Nähe vorbeigingen: »Aber dahin bring mich bitte nicht.« Andererseits ließ er mir auch freie Hand, wenn er sagte, ich müsse so entscheiden, dass ich die Belastung aushalten könne. Ganz konkret sind wir in unseren Planungen nicht geworden. Ich hätte damals gern mit Axel darüber geredet, wollte ihn aber auch schonen. 2007 war es zu spät und ich konnte ihn nicht mehr in die Entscheidung einbeziehen. Im Sommer des nächsten Jahres las ich in der Zeitung eine Ankündigung, dass im Westen von Hamburg eine WG geplant wurde. Ein Informationsabend bot Gelegenheit, das Projekt näher kennenzulernen.

Die Einrichtung von ambulant betreuten Wohn-Pflege-Gemeinschaften wird in Hamburg von der Stadt gefördert (nähere Informationen unter: www.stattbau-hamburg.de). Die Koordinationsstelle bietet Informationen über Investitionen und Fördermöglichkeiten für Umbauten an und berät Initiatoren, Mieter und Angehörige ausführlich. In Zusammenarbeit mit der Alzheimer-Gesellschaft werden WG-Begleiter vorbereitet, die die Angehörigen in der Zeit des Aufbaus der WG und später im Alltag unterstützen sollen.

In einem großen Altenheim sollte das ehemalige Wohnheim für Angestellte zu zwei WGs umgebaut werden. Die Architektenpläne waren fertig, der Umbau hatte begonnen. Jetzt wurden interessierte Angehörige gesucht. Jede WG sollte acht Zimmer bekommen, dazu einen großzügigen Trakt mit Wohnbereich, offener Küche und Esszimmer. Aus den Plänen konnten die Angehörigen sehen, dass sich je zwei Bewohner ein Bad teilen würden. Ein Balkon sollte angebaut werden, ein Garten war geplant. Man konnte sich vorstellen, dass hier acht Bewohner eine gemütliche Bleibe finden würden, in der gemeinsam eine familienähnliche Struktur gelebt würde, und andererseits auch die verbliebene Individualität der Kranken erhalten werden könnte. Es war geplant, diese Räume mit einem normalen Mietvertrag zu vermieten. Die Einrichtung mussten die Mieter selbst stellen. Das ging von Lampen, Vorhängen, Möbeln über Geschirr, Töpfe, Bestecke bis zu Waschmaschinen, Wäscheständern, Bügeleisen. Es musste an alles gedacht werden für einen kompletten Haushalt mit acht Personen plus Pflegekräfte und Angehörige. Wie sollte so etwas leistbar sein von Leuten, die sich nicht kannten, die aus ganz unterschiedlichen sozialen Umfeldern kamen, unterschiedliche ästhetische und kommunikative Ansprüche hatten, dazu eventuell noch unterschiedlich alt waren? Bei aller Bereitschaft, sich für die Erkrankten einzusetzen, erforderte dieses Projekt doch auch Mut von den Angehörigen, denn es wurde ein großer Einsatz von ihnen erwartet, bei der Alltagsgestaltung mitzuwirken.

An dem Informationsabend trafen sich einige Angehörige, vor allem Kinder von Demenzkranken. Sie suchten nach Alternativen zu konventionellen Heimen. Alle wollten ihren Kranken ein Wohnumfeld ermöglichen, das individuelles Leben bei gleichzeitiger professioneller Betreuung zulässt. Auch für sich wollten sie eine Entlastung von der Betreuung rund um die Uhr. Im Gegensatz zu einem Aufenthalt im Heim bleibt bei der WG sehr viel mehr Verantwortung oder positiv gesehen Gestaltungsmöglichkeit für die Angehörigen. Dazu gehört nicht nur die Einrichtung der Zimmer und Gemeinschaftsräume, später die Verantwortlichkeit für die Haushaltskasse und regelmäßige Treffen der Angehörigen. Vor allem gehört dazu die Auswahl des Pflegedienstes und die Entscheidung über die Zusammensetzung der Bewohner.

An dem ersten Abend gab es eine Menge Fragen zur Organisation, zu den Verpflichtungen und Erwartungen, auch zu den

Kosten. Obwohl noch vieles ungeklärt blieb, war ich mir schon am ersten Abend sicher, dass Axel mit dieser Form des Wohnens einverstanden gewesen wäre. Ich konnte mir nicht vorstellen, dass er Probleme mit anderen Menschen bekommen würde. Er war sein Leben lang ausgesprochen kommunikativ gewesen, war sehr offen auf andere Menschen zugegangen und liebte das Zusammensein mit anderen. Ich hoffte sehr, es würde ihm gefallen.

Im September 2008 begannen die konkreten Vorbereitungen. Zunächst war es eine kleine Gruppe von Interessenten. Einige waren nur bei wenigen Sitzungen dabei und verabschiedeten sich wieder, weil für den Angehörigen kurzfristig eine Lösung gefunden werden musste, weil sich die Kosten als zu hoch erwiesen oder weil sie zu der erwarteten Mitarbeit nicht bereit waren. An manchen Abenden waren wir nur zwei oder drei Interessierte, die mit dem WG-Berater und Vertretern der Stiftung zusammensaßen. Wir planten trotzdem weiter, schauten die Baustelle an, sprachen über Pflegekonzepte allgemein, über spezielle Fragen der Alltagsgestaltung, der Ausstattung der Räume und über unsere Wünsche und Erwartungen. Außerdem ging es um rechtliche Fragen der Organisation der Angehörigen und um Vereinbarungen, die das Zusammenleben regeln sollten. Aus den 14tägigen Sitzungen wurden schnell wöchentliche Treffen. Es gab viel zu besprechen und Anfang 2009 sollte der Einzug stattfinden.

Da die WG für acht Bewohner geplant war, betrieb der Vermieter weiterhin Werbung. Es wurden mehrere Werbeveranstaltungen ausgerichtet und Anzeigen geschaltet. Voraussetzung für den Einzug in eine solche Einrichtung ist die Diagnose Demenz und die Bewilligung der Pflegestufe 1. Einige Interessierte kamen in unsere Angehörigentreffen, aber zum Ende des Jahres gab es nur fünf feste Zusagen. Der Vermieter sah darin keine großen Probleme, er meinte, sobald die WG eingerichtet und die Arbeit konkret aufgenommen sei, würden sich genügend Angehörige melden. Der Einzugstermin für fünf Bewohner sollte am 1.2.2009 sein.

Eine der wichtigsten Aufgaben der Angehörigen bei der Vorbereitung der WG ist die Auswahl des Pflegedienstes. Hierin unterscheidet sich das Konzept von der stationären Betreuung am deutlichsten. Anders als im Heim hat der Pflegedienst kein Hausrecht in der WG, sondern ist Gast in der Wohnung. Damit ist der Pflegedienst grundsätzlich vergleichbar mit der häuslichen Pflege im Einzelhaushalt. Die Qualität der Pflege wird von der Gemeinschaft überprüft und bei Unzufriedenheit kann der Pflegedienst gewechselt werden. Die Mieter und ihre Angehörigen hatten bis zu diesem Zeitpunkt wenig Erfahrung mit Pflegediensten. Vier von ihnen waren noch in ihren Familien untergebracht oder wohnten allein. Nur eine wohnte bereits in einem Heim. Wir mussten uns als Angehörige mit Pflegekonzepten, Arbeitsorganisationen, Kosten und Finanzierung auseinandersetzen. Die Alzheimer Gesellschaft unterstützte uns bei der Ausschreibung für den Pflegedienst und gemeinsam entwickelten wir Kriterien der Auswahl.

Von einem ambulanten Pflegedienst sollte eine 24-Stunden-Betreuung gewährleistet werden. Dazu erwarteten wir ein Konzept für die Alltagsgestaltung. Wir gingen von einem festen Team des Pflegedienstes aus, um für die Bewohner konstante Bezugspersonen zu ermöglichen. Bei der Präsentation der Konzepte erwarteten wir konzeptionelle Aussagen, eine beispielhafte Dienstplanung und modellhafte Kostenberechnungen. Letztlich entschieden wir uns für den Pflegedienst der Stiftung, die auch Träger des Projektes und des benachbarten Altenheimes ist. Kriterium dieser Entscheidung war vor allem, dass diese Stiftung bereits Pflegeerfahrung in anderen WGs hatte.

Jetzt wurde die Zeit knapp. Der Pflegedienst stellte sein Team zusammen. Die Angehörigen kümmerten sich um die Einrichtung der Wohnung. Wir machten Listen von Dingen, die zu einem Großhaushalt gehören. Aus einer aufgelösten Wohnung kam die Wohnzimmerwand und die Sofaecke, ein anderer steuerte die Waschmaschine und den Trockner bei. Eine Freundin stiftete vier Besprechungstische und zwanzig Stühle aus einem Büro, die sie eigentlich für den Sperrmüll aussortiert hatte. Ich fand sie ideal für unseren großen Essbereich. Eine andere Freundin gab mir ein altes Essservice, das sie nicht mehr brauchte. Es war eine aufregende, hektische Zeit, in der jeder schauen musste, was noch zu tun war. In dieser Zeit der Vorbereitung wuchs die kleine Truppe von Angehörigen zu einer belastbaren Gemeinschaft zusammen. Persönlich wussten wir alle nicht viel voneinander, die Gespräche drehten sich nur um die WG, die kranken Angehörigen und ihre Bedürfnisse, aber wir hatten ein grundlegendes Vertrauen zueinander. Gerade in dieser Gründungsphase wuchs eine Solidarität, die es ermöglichte, über Unterschiede hinwegzusehen und den Gedanken der gemeinsamen WG in den Mittelpunkt zu stellen. Wir alle wollten diese WG und sie sollte gelingen.

Dass wir in unserer Euphorie nicht die Bodenhaftung verloren, dafür sorgte immer wieder der WG-Berater, der die bürokratischen Grundlagen anmahnte. Zwischen den Angehörigen wurden Vereinbarungen unterschrieben, die das Leben in der WG regeln, vor allem auch das Vorgehen bei der Neuaufnahme eines Mieters, bei Kündigung oder bei Konflikten, die Führung der Kasse, die Geschäftsführung. Wir hatten alles bis zum geplanten Einzug erledigt. Der Pflegedienst hatte ein Team zusammengestellt. Alles war geplant, nur kannten wir die Bewohner noch gar nicht. Gespannt erwarteten wir den Tag des Einzugs.

Einzug in die WG

Lange hatte ich überlegt, wie ich Axel in meine Entscheidungen einbeziehen konnte. Weil ich das Gefühl hatte, er würde es gar nicht verstehen, hatte ich bisher verschwiegen, was ich plante. Axel konnte immer weniger das umsetzen, was ich ihm erzählte. Ich entschied mich, ihm nichts von der Entscheidung mitzuteilen, sondern einen sanften Übergang zu versuchen, indem ich erzählte, dass unsere Wohnung renoviert würde. Ich wollte die ersten Tage bei ihm übernachten. Das war eine halbe Lüge, unsere Wohnung sollte zwar gestrichen werden, aber dafür hätten wir nicht ausziehen müssen.

Immer wieder frage ich mich auch heute noch, welche Wahrheit ich Axel zumute und welche ich auch mir zumute. Meine Entscheidung, einen Platz in der WG zu mieten, habe ich allein mit der Familie getroffen. Mein Mann war daran nicht beteiligt. Ich habe ihm die Wohnung nicht vorher gezeigt, habe nicht gesagt, dass ein Wohnen in unserer gemeinsamen Wohnung nicht mehr möglich ist. Ich habe ihn einfach überrumpelt. Dabei habe ich mich gefragt: Darf ich das? Ist das ein Umgang miteinander, den ich mir wünsche? Ist es ein ethisches Verhalten, über ihn zu bestimmen und ihm seine Umwelt wegzunehmen ohne Diskussion oder Information? Aber diese Fragestellung ist falsch. Es gibt keine Diskussion mehr. Ich muss entscheiden und er hat keine Einsicht mehr in das, was möglich ist und seine Lebensqualität möglichst lange erhält. Es ist eine bittere Erkenntnis und erfordert immerwährende Selbstreflexion. Ich habe mich pragmatisch entschieden und Axel an getroffene Entscheidungen herangeführt, ohne ihn mit theoretischen Diskussionen zu überfordern. Auf Fragen hätte ich ihm versucht zu erklären, weshalb jetzt welche Entscheidungen gefallen sind. Aber es gab keine Fragen. Er akzeptierte das, was um ihn herum vor sich ging, wie bei der allmählichen Entwöhnung des Autofahrens.

Die Entscheidungen über den Kopf des Kranken hinweg sind belastend und immer eine Gratwanderung.

»Die Beachtung der Person und der Würde demenzkranker Menschen ist kaum durch allgemein gültige Regeln umsetzbar, die sich meist mehr an Ideologien als an der Person des Kranken orientieren. In der Praxis ist es wertvoller, sich situationsbezogen immer wieder neu selbstkritisch mit dem eigenen Tun auseinanderzusetzen. Habe ich den Kranken entsprechend seiner momentanen Verfassung und seinem Urteilsvermögen ausreichend in Entscheidungen, die ihn selbst betreffen, einbezogen? Habe ich ihn seinem Verständnisvermögen entsprechend informiert? So bleiben die Kranken und unsere Haltungen im Fokus der Aufmerksamkeit und nicht starre Regeln.« [1]

Axels Zimmer in der WG hatte ich in den letzten Tagen eingerichtet. Ich hatte Möbel aus unserem Bestand zusammengestellt: ein kleines Auszieh-Sofa zum Schlafen für mich, eine Kommode und einen Schrank. Auch wenn im Moment ein normales Bett genügt hätte, hatte ich schon ein Pflegebett besorgt. An den Wänden hatte ich viele Fotos und Bilder angebracht. Lampen waren montiert. Das Zimmer sah sehr gemütlich aus.

Auch die Gemeinschaftsräume hatten Gestalt angenommen. Es war ein buntes Gemisch aus verschiedenen Einrichtungsstilen, aber trotzdem sah es sehr wohnlich aus. Für den 1. Februar war der Einzug geplant. Nachdem es erst geheißen hatte, alle würden zu unterschiedlichen Terminen im Laufe der ersten vierzehn Tage einziehen, entschieden sich kurzfristig doch alle Angehörigen, gemeinsam an einem Tag einzuziehen und das mit einem kleinen Einzugsfest zu verbinden. Es war gleichzeitig der Tag, an dem sich die Vorbereitung bewähren musste, auch

1. Schwarz, Günther: Umgang mit demenzkranken Menschen. Bonn: Psychiatrie-Verlag 2009, S. 70

für den Pflegedienst. Es wurden zahlreiche Personen am ersten Tag erwartet: die Mieter, die Angehörigen, der Pflegedienst. Es sollte Sekt geben, Kartoffelsalat und Würstchen, Suppe, Kaffee und Kuchen.

Ich fuhr mit klopfendem Herzen an diesem Mittag in die WG. Axel hatte ich vorbereitet, dass wir heute nicht zu Hause schlafen würden. Wir seien eingeladen von Leuten, die er noch nicht kenne, die aber alle sehr nett seien. Es war kein Problem loszufahren. Er kannte die Strecke an der Elbe entlang und empfand diesen Ausflug als angenehme Abwechslung. »Eine Tour machen« war immer ein Vergnügen. Wir kamen in einen lebhaften Kreis von zukünftigen Bewohnern, Angehörigen und Pflegedienst. Alle redeten durcheinander, machten sich bekannt, organisierten die letzten Einzugsdinge, bereiteten das Essen vor. Es war natürlich eine nervöse Anspannung. Erst jetzt lernte ich die zukünftigen Mitbewohner meines Mannes kennen. Bisher hatte ich nur davon erzählen hören, jetzt wurde es konkret. Würde Axel mit so vielen unterschiedlichen Menschen auskommen können?

Axels neuer Nachbar und Nutzer des gemeinsamen Bades war Herr B., der nur wenige Jahre älter war als mein Mann. Wir hatten gedacht, dass sich beide Männer mit ähnlichen Interessen vielleicht zusammentun könnten, und ihnen die beiden gegenüberliegenden Zimmer gegeben. Die drei anderen Mitbewohner waren Frauen. Sie sollten den Bereich bewohnen, der von den beiden anderen Zimmern durch die Küche und den Wohnbereich abgetrennt war. Dort waren auch die drei bisher unbewohnten Zimmer. Vorsichtig beäugte ich die drei. Frau J. gefiel mir spontan. Sie schien mir eine sympathische alte Frau über 80 Jahre zu sein, die eine warme Ausstrahlung hatte. Sie antwortete freundlich, saß sehr ruhig und friedlich in ihrem Sessel. Aktiv griff sie nicht in das Geschehen ein, außerdem war sie wenig mobil und auf Hilfe angewiesen. Frau S. machte einen lebhafteren Eindruck. Sie war Ende 70 und körperlich sehr aktiv. Sie konnte umherlaufen, gestikulierte mit ihren Armen und erzählte. Leider war ihre Sprache sehr unverständlich. Man konnte nur noch erahnen, was sie erzählen wollte. Frau O. kannte Axel bereits aus der Tagespflege. Sie war Mitte 70, sehr mobil und aktiv, aber von einer gewissen Sturheit. Sie bestimmte nachdrücklich, was jetzt mit ihr zu tun sei, und forderte die Begleitung lautstark ein.

Am Nachmittag löste sich der Trubel auf. Die letzten Arbeiten beim Einrichten waren getan. Einige Angehörige gingen nach Hause. Mein Mann und ich setzten uns in unser Zimmer, redeten ein wenig, hörten Musik, wie wir es zu Hause auch getan hatten, und machten schließlich die Betten. Es war ein fröhlicher, unbeschwerter Tag gewesen. Mein Mann hatte nie gefragt, was er in der Wohnung sollte, weshalb er jetzt hier schlafen würde. Er hatte die Einrichtung nicht erkannt und es einfach hingenommen, was um ihn herum passierte. Ich blieb drei Tage bei ihm und schlief mit ihm in seinem Zimmer. Eigentlich schlief er in seinem Bett, ich auf dem Schlafsofa. Als er nachts unruhig wurde und umherlief, bot ich ihm an, zu mir zu kommen. Er legte sich mit auf das Sofa und schlief. Später half ich ihm beim Finden des Badezimmers, ansonsten verlief alles ruhig. Am Tag verließ ich für einige Zeit die WG, damit mein Mann sich an die Umgebung gewöhnen konnte. Nach drei Tagen sagte ich abends, ich müsse jetzt etwas erledigen und verließ die WG. Er machte keinen unglücklichen Eindruck und ich ging zufrieden, aber sehr unsicher, wie das Alleinsein für ihn werden würde.

Es ist viel Unruhe in mir. Ich bin allein in unserer Wohnung. Axel ist jetzt in der WG. Bin ich allein für immer? War es die richtige Entscheidung? Habe ich eine Alternative? Ich stehe zu der Entscheidung, weil ich denke, es ist das Beste für uns. Für mich, weil

ich die Belastung nicht länger alleine aushalten kann. Für Axel,
weil er in mir eine ausgeglichene, verständnisvolle Partnerin be-
hält. Ich weiß keine andere Lösung und doch bin ich nicht glück-
lich. Es kommen die Zweifel: Wird Axel glücklich sein? Bin ich zu
egoistisch? Und immer sehne ich mich noch nach dem Mann, den
ich liebe. Den ich vielleicht geliebt habe? Ist er noch der Mann? Es
sind doch so viele Gefühle da. Alzheimer haben heißt, dass man
das Gedächtnis verliert, aber die Gefühle bleiben noch sehr lange.
Vielleicht immer, wer weiß das schon. Oder ist es so, dass ich die
Krankheit immer noch nicht akzeptiert habe, dass ich mir immer
noch wünsche, sie wäre nicht so schlimm, wir würden es schon
irgendwie hinkriegen. In den ersten Tagen der Trennung geht es
mir nicht gut.

Im Januar, wenige Wochen vor dem Einzug, waren noch einmal kurzfristig Zweifel gekommen, ob diese Entscheidung für
die WG richtig ist. Meine Schwiegermutter war am 3.1.2009 in
Hamburg bei meiner Schwägerin gestorben. Bis kurz vor ihrem
Tod wurde sie sehr liebevoll von einer Polin betreut, die im
Haushalt in Bielefeld wohnte und rund um die Uhr für sie da
war. Wir hatten uns bei den Besuchen sehr gut verstanden und
sie war auch mit Axel sehr gut ausgekommen. Deshalb fragte
ich sie, ob sie nicht den Rest des Monats zu uns kommen wolle.
Sie willigte gern ein und bezog unser Gästezimmer. Sie machte
uns Frühstück, ging mit meinem Mann spazieren oder beschäftigte sich in der Wohnung mit ihm. Ich konnte in Ruhe einkaufen, kochen oder auch mal andere Termine wahrnehmen. In
den Abendstunden wechselten wir uns bei der Betreuung ab.
Mal brachte sie ihn ins Bett, mal ich. Bei der Körperpflege unterstützte sie mich, auch wenn sie sich dazu erst einmal durch-
ringen musste. Sie war entsetzt, als sie sah, wie mein Mann sich
gegen das Waschen wehrte und dass ich auch schon mal ein
paar Schläge abbekam. Mit Dementen hatte sie vorher noch
nicht gearbeitet. Trotzdem war sie eine große, sehr verständnis-

volle Hilfe und ich hatte überlegt, ob ich ihre Hilfe länger in Anspruch nehmen sollte. Aber ich entschied mich dagegen, weil ich merkte, dass ich Ruhephasen brauchte, die ich ganz allein für mich haben musste. Die Pflegekraft war eine liebenswerte Frau, die viel Entlastung brachte, doch sie war eine zusätzliche Person in unserem Haushalt. Ich war kaum allein, konnte mich auch nicht mehr zurückziehen, weil es keinen Raum gab, den ich für mich allein hatte. Nachts schliefen mein Mann und ich im gemeinsamen Schlafzimmer und in den Nächten hätte ich die Pflege immer allein gemacht. Also sagte ich mir, die Entscheidung ist jetzt getroffen und es ist jetzt gut so. Wenn ich wirklich meine, es geht nicht in der WG, dann kann ich immer noch anders planen. Aber warum sollte es in der WG nicht funktionieren?

Eingewöhnung mit Schwierigkeiten

Die ersten Tage machten uns ganz euphorisch. Alle waren begeistert. Es lief gut an. Viele Dinge des Alltags mussten noch geregelt werden, bis sich das Pflegeteam eingespielt hatte und sie die Eigenheiten der Bewohner kannten. Auch an der Einrichtung gab es noch einiges zu tun. Bei unserem ersten Treffen nach dem Einzug tauschten wir unsere Erfahrungen aus und waren sehr zufrieden.

Aber nach einigen Wochen der ersten Begeisterung mussten die Angehörigen einsehen, dass das Zusammenleben von Demenzkranken nicht einfacher ist als das von Gesunden. Eine große Enttäuschung war das Verhältnis der beiden Männer. Wir hatten uns gedacht, zwei Männer in etwa gleichem Alter, wenn auch aus ganz unterschiedlichem sozialen Umfeld würden miteinander harmonieren. Ich hatte mich schon vorsorglich nach dem Musikgeschmack von Herrn B. erkundigt und festgestellt, dass er nicht so sehr verschieden ist von dem meines Mannes. Aber das Zusammenleben harmonierte nicht. Axel lernte Herrn B. in einer schwierigen Situation kennen. Herr B. kam in seiner neuen Umgebung gar nicht zurecht. Er verstand nicht, weshalb er in einer Gemeinschaft mit Dementen leben sollte. Sein Krankheitsbild war noch nicht sehr ausgeprägt und er fand, dass um ihn herum nur Idioten seien, Axel gehörte auch dazu. Dazu sah er nicht ein, warum er überhaupt mit fremden Leuten zusammenleben sollte. Der Sinn einer WG erschloss sich ihm nicht. Er wollte nur weg und beschimpfte seine Töchter, die ihn in diese Situation gebracht hätten.

Ein zusätzliches Problem ergab sich daraus, dass das Wohnzimmer überwiegend mit den Möbeln von Herrn B. möbliert worden war. Er hatte seine Wohnung aufgeben müssen und so war es nur natürlich, dass die WG gern seine Möbel übernahm. Wir hatten nicht bedacht, dass er die Möbel als seine erkennen würde und überhaupt nicht einsehen konnte, weshalb wildfremde Menschen seine Sachen benutzten. Er stand oft vor den Schränken und sagte: »Das gehört mir. Ich zieh hier bald wieder aus. Ich packe es schon mal wieder ein.« Axel bekam das natürlich mit und erklärte: »Das ist hier der Chef. Dem gehört alles.«

Die Abneigung gegeneinander verstärkte sich in den nächsten Monaten und eskalierte irgendwann in Handgreiflichkeiten, als Herr B. Axel erklärte, er würde stinken. Vorhergegangen waren Sticheleien. Herr B. meinte, Axel solle das Bad nicht benutzen, das sei sein Bad. Axel erklärte Herrn B. zu seinem Feind, der ihn umbringen wolle. Beide machten schließlich einen Bogen umeinander und redeten nicht mehr miteinander.

Anfangs hatte ich versucht, mit beiden zusammen spazieren zu gehen. Aber Axel konnte es nicht akzeptieren, dass ich auch mit Herrn B. redete. Er zog mich immer wieder an sich. Ich vermu-

te, dass Eifersucht eines der beherrschenden Gefühle zwischen
ihnen war.

Mit den Frauen war es wesentlich einfacher. Axel konnte sie gut
ertragen und ging überwiegend freundlich mit ihnen um. Sie
sprachen ihn wahrscheinlich in seiner Funktion als Arzt an. Er
erinnerte sich vermutlich an seine Tätigkeit im Krankenhaus.
Die Räumlichkeiten mit dem langen Flur und den davon abge-
henden Zimmern zeigten vielleicht Ähnlichkeit. Jedenfalls ging
er gern durch die Zimmer, begrüßte die Bewohnerinnen und
fragte, ob es ihnen gut gehe. Frau O. als ehemalige Buchhalterin
folgte ihm, als ob sie etwas aufzuschreiben hätte. So wurde ein
bisschen Visite in das jetzige Leben geholt.

Aber Axel war nicht immer so friedlich. Es zeigte sich schnell,
dass er seine Aggression, die er bei der Körperpflege zu Hause gezeigt hatte, auch hier auslebte. Er ließ niemanden mehr an
sich heran. Auch mich nicht. Körperpflege war überhaupt nicht
mehr möglich. Aber auch in anderen Situationen schlug er zu.
Manchmal konnte man es vorhersehen, manchmal kam es ganz
unvermutet. In der Nacht war er oft aktiv und die Nachtwache
war manchmal gefährdet. Zumindest hatte das Personal Angst
vor ihm, was keine gute Voraussetzung für die Pflege sein konnte. Auch bei den anderen Mitbewohnern zeigten sich manchmal
Aggressionen, aber von den alten Frauen ging keine große Gefahr aus. Axel war ein kräftiger Mann und sein unkontrolliertes
Zuschlagen konnte zu Verletzungen führen. Ich war mir nicht sicher, ob er in der WG tragbar war. Von einer Pflegerin wurde mir
vorgeschlagen, ihn in die Psychiatrie zu geben, um ihn medika-
mentös so einzustellen, dass er zu integrieren sei. Der Neurologe
riet davon ab. Er meinte, es sei besser, ihn in seiner gewohnten
Umgebung einzustellen, weil nicht garantiert sei, dass eine Einstellung im Krankenhaus nach dem Zurückkommen in die WG
auch hier wirke. Das schien mir einleuchtend. Bereits seit länge-

rem bekam mein Mann Risperidon. Jetzt wurde umgestellt auf Seroquel und damit konnten bei ihm gute Erfolge erzielt werden. Ganz langsam wurde die Dosis erhöht, bis wir merkten, dass die Stimmung freundlicher wurde und die Aggression meist nur noch reaktiv und damit vorhersehbarer. Es war ein langer Weg über mehrere Monate bis dahin und er war nervenaufreibend. Immer wieder kam es zu Handgreiflichkeiten.

Auch der Pflegedienst hatte Probleme, mit diesen Aggressionen umzugehen. Der ein oder andere hatte schon mal zu spüren bekommen, dass Axel um sich schlug. Auch die verbalen Attacken waren nicht immer humorvoll wegzustecken. »Du dumme Kuh, was willst du denn? Ihr seid alle Schweine« waren die üblichen Beschimpfungen. Wir muteten meinem Mann auch einiges zu. Er musste sich an eine neue Umgebung gewöhnen, es waren dauernd Leute um ihn herum, die er nicht kannte, nicht ausgesucht hatte, deren Notwendigkeit er nicht einsah. Sie kamen in sein Zimmer, zerrten an ihm herum, störten ihn in seiner Ruhe und wollten lauter unsinnige Sachen von ihm. Doch manchmal musste es sein. Einige Male hatte er sich so eingekotet, dass er gewaschen werden musste. Mit viel Mühe brachten wir ihn unter die Dusche. Ich stand dem Pflegepersonal bei, aber auch ich konnte meinen Mann nicht beruhigen. Schließlich haben ihn drei Pflegerinnen im Bett gewaschen. Trotz aller beruhigenden Worte, trotz aller Erfahrung der Pflegenden mussten zwei Pflegekräfte ihn festhalten, eine wusch. Das Waschen des Körpers war so möglich, aber das Waschen der Haare blieb unmöglich. Und an Fußpflege war gar nicht zu denken. Die Nägel waren seit Wochen nicht mehr geschnitten.

In dieser Zeit hatte ich immer engen Kontakt zu dem Neurologen, der uns bisher begleitet hatte. Er schlug vor, Körperpflege unter Anleitung eines Anästhesisten durchzuführen. Zufällig telefonierte ich in diesen Tagen mit dem ehemaligen Kollegen meines Mannes aus der internistischen Gemeinschaftspraxis. Er schlug mir vor, es doch dort in der Praxis, in einem Umfeld, das Axel kannte, zu machen. Er als Arzt sei es ja gewohnt, Kurzzeitnarkosen für die Darmspiegelungen zu geben. In der Praxis seien dann lauter bekannte Gesichter um ihn herum. Das könne die Sache doch einfacher machen als im unbekannten Krankenhaus, wo auch noch unter Zeitdruck gehandelt werden müsse. Das schien mir eine gute Idee. Wir organisierten den Transport. Eine Pflegerin, die sich intensiv um Axel bemühte, fuhr mit. Meine Schwägerin begleitete uns. Mein Mann ging in seine alte Praxis, wurde vom Personal herzlich begrüßt. Ich war mir aber nicht sicher, ob er jemanden erkannte. Er ging etwas unsicher und eher befremdet durch die Räume. Der Kollege, ein guter Freund seit Studienzeiten, versuchte ihn zu beruhigen und erklärte ihm, dass er ihn untersuchen würde. Dazu müsse Blut abgenommen werden, das würde er, Axel, doch kennen. Es war schwierig, ihn dazu zu bewegen, sich hinzusetzen und den Arm ruhig zu halten. Er schien misstrauisch, als ob er ahnte, dass hier irgendetwas vor sich ging, das sich seinem Einfluss entzog. Endlich gelang es. Axel klappte zusammen. Ich, die ich nur als Patientin mit diesen Dingen konfrontiert wurde, erschrak über diese blitzartige Reaktion, wurde aber beruhigt, dass das alles normal sei. Wir legten Axel auf eine Liege, zogen ihn aus, wuschen ihn. Gleichzeitig bearbeitete eine bestellte Fußpflege seine Zehen. Es war für mich eine hektische Situation. Fünf, sechs Menschen versuchten möglichst schnell, Haare zu schneiden, zu waschen, einzucremen. Ein bisschen wirkte es so wie eine dramatische Krankenhaussituation im Fernsehen. Nach etwa zwanzig Minuten war alles vorbei. Er konnte wieder aufwachen. Er tat es, machte die Augen auf, schlug mit den Armen um sich und sagte: »Jetzt habt ihr mich aber reingelegt.«

Es ist mir immer wieder unverständlich, woher diese Klarheit in manchen Situationen kommt. Als Außenstehender glaubt man, diese Einsicht könne gar nicht möglich sein, es müsse sich um einen Zufall handeln. Aber diese Zufälle waren bereits so häufig und gezielt, dass ich daran nicht glauben kann. Wahrscheinlich unterschätzt man die Fähigkeiten von Alzheimerpatienten, die unterschwellig viel mehr miterleben, als man auf Grund der kognitiven Fähigkeiten und verbalen Möglichkeiten vermuten kann.

Natürlich stelle ich mir die Frage, ob dieses massive Eingreifen in die Autonomie eines Menschen nötig ist. Ist es die überzogene Reinlichkeitsidee, die mich dazu bringt, die neuen Lebensgewohnheiten meines Mannes nicht zu akzeptieren? Muss ich den Mann erhalten, den ich kannte: sauber, korrekt gekleidet, attraktiv, angenehm riechend? Kann ich den anderen nicht aushalten: riechend, mit Flecken auf der Kleidung, ungewaschenen Haaren, unrasiert? Lege ich meine Maßstäbe an ein anderes Leben und vergewaltige ich es mit Methoden, die unangemessen sind? Immer wieder beschäftigen mich diese Fragen und sie werden mich begleiten, solange mein Mann lebt. Ein Stück kann ich ihn lassen mit seinen Eigenheiten, dort wo er für sich allein ist und ungefährdet leben kann. Wo eine Eigengefährdung droht, z. B. bei seinen eingewachsenen Fußnägeln, muss ich eingreifen. Auch dort, wo das Zusammenleben gestört wird, wo der Ausschluss aus der Gemeinschaft ein Problem wird, muss man immer wieder neu überlegen. Ich als Gesunde muss mich immer wieder fragen, welche Maßstäbe ich für ein harmonischen und erfülltes Leben anlege.»Wenn mir nichts Grundsätzliches fehlt, wenn ich nur ein wenig vergesslich bin, wenn es euch eigentlich nichts angeht, warum sind dann alle so peinlich berührt, wenn ich mich nicht mehr wasche und kämme?« [2]
So schreibt Richard Taylor in seinem Erfahrungsbericht über

2. Taylor, Richard: Alzheimer und ich. Bern: Huber 2008, S. 19

seine Erkrankung. Es ist eine tägliche Gratwanderung, die man in aller Offenheit miteinander gehen sollte.

Offenheit beim Versuch einer Konfliktlösung ist für das Pflegepersonal wichtig. Probleme und Belastungen bei der Pflege, in der Zusammenarbeit mit den Angehörigen und innerhalb des Teams müssen angesprochen werden. Die Methode, die bereits bei der Ausschreibung des Pflegedienstes angedacht wurde, ist die Fallbesprechung.

Fallbesprechungen finden in der WG regelmäßig statt. Möglichst viele Mitarbeiter nehmen daran teil. Auch die Angehörigen sind einbezogen. Sie erfahren hier, wie die Mitarbeiter den Kranken wahrnehmen und wie er in den verschiedenen Schichten morgens, nachmittags und nachts erlebt wird. Die Angehörigen selbst steuern viel zum Verständnis des Bewohners bei, indem sie aus seiner Biographie erzählen. Einzelheiten aus der persönlichen Geschichte können Einstellungen und Verhaltensweisen erklären. Jeder der Beteiligten sollte zu Wort kommen und seine Erfahrungen und Schwierigkeiten schildern. So lässt sich gegenseitig ein Verständnis erarbeiten, das Voraussetzung für Konfliktlösungen ist. Die Fallbesprechung wird extern moderiert, damit eine Verquickung von unterschiedlichen Rollen vermieden werden kann. Treten Spannungen zwischen Pflegepersonal und Angehörigen auf, sind ganz stark emotionale Bereiche berührt. Bei den Angehörigen ist das verständlich, aber auch beim Personal sind emotionale Bindungen durch die Enge des Zusammenlebens in der WG ausgeprägter als in anderen Pflegesituationen.

Da die Schwierigkeiten mit meinem Mann jeden in der WG, das gesamte Pflegeteam, mich sowieso und alle Bewohner betrafen – denn sie wirkten sich auf die gesamte Stimmung aus –, wurde der Fall sehr schnell auf die Tagesordnung gesetzt.

Ich war bei der Sitzung sehr angespannt, da ich fürchtete, mein Mann sei in der WG nicht mehr tragbar. Das Thema Gewalt haftete jetzt an ihm. Das Personal war verängstigt, durchaus zu Recht, denn seine Ausbrüche waren nicht immer vorhersehbar. Besonders die Nachtwachen, meist Studenten oder Studentinnen, die keine Ausbildung in Altenpflege hatten, fühlten sich bedroht. Bei der Fallbesprechung berichteten die Pflegenden von ihren Erlebnissen. Ich erzählte über das Leben meines Mannes vor der Erkrankung und schilderte die Entwicklung der letzten Jahre. Die Belastung war so groß, dass mir die Tränen kamen. Aber ich fühlte mich angenommen und das Gespräch wurde so professionell geführt, dass diese Gefühle ausgehalten und integriert werden konnten. Nun ist Gewalt bei der Demenzerkrankung nichts Unübliches und auch die Weigerung, sich waschen zu lassen, ist nicht außergewöhnlich, aber mein Mann war ein verhältnismäßig junger, kräftiger Mann, der richtig zuschlagen konnte. Das Pflegepersonal suchte mit mir nach Lösungen. Es gab einfache Verhaltensregeln im Konfliktfall: immer einen Fluchtweg offen halten, nie in die Augen sehen, bei Schwierigkeiten sollte man sich abwenden und die Pflege den Kollegen überlassen, mit Worten immer wieder bestätigen und beruhigen.

Ich war in den ersten Monaten seit dem Einzug jeden Tag in der WG. Meist aß ich mit zu Mittag, dann fuhr ich mit Axel an die Elbe oder in den Wald und ging stundenlang mit ihm spazieren. Abends wartete ich, bis er eingeschlafen war. Ich merkte, dass ich auch an die Grenze meiner Belastbarkeit kam. Deshalb bat ich den Pflegedienst, auf meine Kosten eine zusätzliche Kraft – auf 400 €-Basis – einzustellen, die sich ausschließlich um meinen Mann kümmern sollte. Sie sollte vorwiegend mit ihm spazieren gehen. Es widersprach zwar dem Geist der WG, Einzelne aus der Gemeinschaft herauszunehmen, aber ich tat es mit meinen Besuchen auch immer wieder. In Krisenzeiten schien es mir außerdem angemessen, diese Möglichkeit zu wählen.

Zudem setzte ich immer noch auf die Wirkung der Medikamente, die der Neurologe einsetzte. Die Erhöhung der Dosis Seroquel hatte bereits eine gute Wirkung gezeigt. Jetzt sollten die wöchentlichen Waschaktionen durch Beruhigungsmittel ermöglicht werden. Der Arzt ließ einige Präparate ausprobieren, bis sich mit Zopicion ein guter Erfolg einstellte. Mein Mann bekam drei Tabletten, zerkleinert auf einem Nutella-Brot. Ich setzte mich mit ihm auf sein Sofa, wir hörten ein bisschen Musik, schauten uns Bücher an, erzählten, bis er nach ein bis zwei Stunden anfing zu dösen und der Kopf nach vorne fiel. Er schlief selbst bei dieser Medikation nicht tief, sondern war immer noch ansprechbar. Meist hatte ich in dieser Zeit des Wartens vorsichtig seine Hände genommen, gestreichelt und schon ein wenig gewaschen. Dann machte ich die Maniküre, die er mit gutem Zureden gewähren ließ. Das Pflegepersonal holte Waschschüsseln, Handtücher und alles, was wir zum Waschen brauchten. Meine Schwägerin hatte einen Trick verraten, den sie beim Haarewaschen ihrer Kinder angewendet hatte. Das Haarwaschmittel wird bereits vorher in warmem Wasser aufgelöst und dann über die Haare gekippt. Das erspart das aufwändigere Nassmachen. Wir schützten den Oberkörper mit vielen Handtüchern, wuschen die Haare und spülten die Reste des Waschmittels aus, indem wir mit der Gießkanne vorsichtig das Wasser über den Kopf gossen und gleich in Handtüchern auffingen. Mein Mann schimpfte zwar, war aber auch damit beschäftigt, sich die Augen zu schützen, und damit abgelenkt. Zum Waschen waren drei Leute nötig, Einer, der wusch, und zwei, die festhielten und ablenkten. Selten gelang es, ihn zu zweit zu waschen. Ein kritischer Punkt war immer, die Hose herunterzuziehen. Mein Mann wehrte sich heftig, wenn es um die Intimwäsche ging: »Was macht ihr? Ich zieh dir doch auch

nicht die Hose runter! Was soll das jetzt! Ihr seid Schweine!«
Aus der heftigen Abwehr sollte in den nächsten Monaten ein
schwächerer Protest werden, aber selbstverständlich wurde die
Waschaktion nicht.

Diese Aktionen waren in der Fallbesprechung diskutiert worden. Nach der Besprechung war ich vorsichtig optimistisch,
dass der Pflegedienst die Arbeitssituation so akzeptieren und
deeskalieren konnte. Es war ein gegenseitiges Bemühen umeinander zu bemerken, Vorwürfe wurden nicht gemacht, es gab
keine Schuldzuweisungen und das bereits entspannte die Atmosphäre.

Auch in der Angehörigengruppe erfuhr ich sehr viel Solidarität,
als ich von den Schwierigkeiten berichtete. Alle bemühten sich
um Lösungen, aber nie wurde der Aufenthalt in der WG in Frage gestellt. Ich empfand große Dankbarkeit, dass ich hier nicht
kämpfen musste, sondern meine Kraft auf die Unterstützung
meines Mannes richten konnte.

Der Pflegedienst fand nach kurzer Zeit eine Frau, die sich um
meinen Mann kümmern wollte. Sie hatte bereits Erfahrung in
der Dementenbetreuung und ich war bei dem ersten Gespräch
sehr angetan von ihren Erfahrungen und Vorstellungen, was
man alles tun könne. Auch ihr Kontakt zu meinem Mann war
gut. Meist war es ohnehin unproblematisch, Kontakt zu ihm
aufzunehmen. Wenn ich nicht dabei war, ließ er sich gerne
auf jemanden ein, der ihm freundlich gesonnen war und mit
ihm etwas unternehmen wollte. Außerdem war er sehr mobil
und ging gern spazieren. Er konnte die Natur beobachten und
entdeckte kleine Tiere, hörte Vögel und sah Bäume mit abge-
brochenen Ästen. Es war für ihn nicht langweilig, auch diesel-
ben Strecken immer wieder zu gehen, im Gegenteil, er freute
sich, wenn er etwas wiedererkannte. »Ich war hier schon mal«,

strahlte er. Mit der älteren Dame ging er nun zweimal in der Woche spazieren. Bei schlechtem Wetter hörten sie Musik, redeten oder schauten sich Bücher an. Ich hatte verschiedene Bildbände von Ländern mitgebracht, in denen wir einmal waren. Lange Zeit war für Axel nun Südafrika ein Synonym für Reisen. Man konnte ihm Tiere und Landschaften zeigen und er freute sich: »Da war ich schon mal.« Manchmal waren auch noch die Bücher über das Tauchen interessant, er erinnerte sich jedoch immer weniger daran, das Tauchen einmal sein Lieblingssport gewesen war. Am lebhaftesten war seine Reaktion auf einen Bildband zur deutschen Geschichte, an die Bilder von Willy Brandt oder den Fall der Mauer erinnerte er sich noch sehr lange. Das Thema hat ihn immer sehr beschäftigt. Kurioserweise erinnerte er sich auch jedes Mal daran, wenn wir in der Straße ein Verkehrsschild Tempo-30-Zone sahen, und sagte: »Die Zone gibt es doch gar nicht mehr.«

Den ganzen Sommer über waren die Spaziergänge sehr ausgiebig gewesen. Meistens ging Frau S. mit meinem Mann zum nahegelegenen Wildgehege. Sie sahen sich die Tiere an, tranken dort Kaffee, aßen Kuchen und kamen zufrieden zurück. Ich war sehr glücklich über diese Lösung, denn ich fand, Axel war sehr gut aufgehoben. Gegen Ende des Jahres bat mich Frau S. um ein Gespräch. Sie erklärte mir, dass sie leider die Betreuung meines Mann beenden müsse. Sie hätte inzwischen große Probleme mit der entstandenen Nähe zwischen ihnen. Mein Mann verwechselte sie offensichtlich häufiger mit mir. Er spreche sie oft mit meinem Namen an und versuche, ihr über das Haar zu streicheln, wie er es bei mir auch täte. Auch Umarmungen und Küsse konnte sie nicht immer abwehren. Diese Nähe störte sie doch so sehr, dass sie meinte, sie könne Axel nicht mehr gerecht werden. Ich war ihr dankbar für diese Aufrichtigkeit, fand es aber schade, denn ich glaubte, mein Mann hatte die Betreuung genossen. Aber verstehen konnte ich es auch. Es gehört eine große Toleranz dazu, die Betreuung eines Demenzkranken zu übernehmen, und das gelingt nicht jedem zu jeder Zeit. Deshalb war ich dankbar, eine Zeit des Luftholens für mich gehabt zu haben.

Alltagsleben in der WG

Der Sinn einer WG für demenziell Erkrankte sollte es sein, in familienähnlichen Strukturen zu leben. Dazu müssen sich die Bewohner aufeinander einlassen können. Mir war sehr schnell klar geworden, dass das nur in sehr geringem Maß möglich war und dass auch unsere WG weit weg war von der Idealvorstellung, wie ein Zusammenleben aussehen könnte. Dabei hatte ich gedacht, Axel würde ideale Voraussetzungen mitbringen. Er war an das Zusammenleben mit anderen Menschen gewohnt, hatte die WGs, in denen er wohnte, wesentlich mitgeprägt, war neugierig auf andere Menschen gewesen und sehr offen im Austausch von Ideen. Er war selbstbewusst und konnte sich durchsetzen. Aber die Demenz hatte zu einer Wesensveränderung geführt, die ich so nicht erwartet hatte. Er wurde ängstlich und zog sich zurück. Den anderen gegenüber schien er hilflos. Er stand manchmal vor ihnen, schaute mich verständnislos an und fragte: »Was wollen die denn?« Ob die Wohnsituation diese Entwicklung gefördert hat, vermag ich nicht zu sagen. Ich war oft unsicher, wie ich meinem Mann zur Seite stehen konnte. War ich zu oft in der WG? Hinderte ich ihn an der Kontaktaufnahme? Oder brauchte er meine Unterstützung, um sich zurechtzufinden? Er konnte mir keine Antwort geben.

Auch den anderen Bewohnern schien die Eingewöhnung schwerzufallen. Herr B. kam gar nicht mit der Umstellung zurecht. Er vermisste sein Zuhause, fühlte sich fehl am Platz unter den Kranken und lief mürrisch schimpfend herum. Zuerst konnte er noch allein spazieren gehen. Das war ein gewisser Ausgleich. Sonst suchte er stark den Anschluss an männliche Pflegekräfte, freute sich, wenn jemand Zeit für ihn hatte. Er spielte gerne Tischtennis. Dazu wurden die großen Esstische umfunktioniert. Trotz einer körperlichen Einschränkung durch eine Hüftoperation spielte er sehr gut. Wie die meisten der Bewohner brauchte er viel Bewegung und lief unentwegt in den Räumen auf und ab. Eine gewisse Entlastung trat für ihn ein, als ein weiterer Herr in die WG kam, dessen Demenz noch nicht sehr fortgeschritten war. Die beiden Männer taten sich zusammen, saßen gemeinsam auf dem Balkon oder vor dem Fernseher. Herrn B.s anfängliche Unruhe und Unzufriedenheit wurde im Laufe des ersten Jahres weniger, weil auch die Krankheit deutlich weiter voranschritt und die Medikamente umgestellt wurden.

Zu Beginn der WG wohnten drei ältere Damen dort. Frau J., die über 80 war, hatte lange in Frankreich gelebt und war deshalb zweisprachig. Sie war sehr freundlich gestimmt, war mobil, ging aber nur noch auf Aufforderung und mit Unterstützung. Überwiegend saß sie ruhig in ihrem Zimmer, im Wohnbereich oder am Esstisch. An Gesprächen konnte sie sich nicht mehr aktiv beteiligen, sang aber gerne bei Volksliedern mit oder hörte zu.

Frau S., ebenfalls fast 80 Jahre alt, war wesentlich unruhiger. Sie lief in den Räumen umher, schaute in alle Zimmer, untersuchte alles. Manchmal lachte sie spitzbübisch, machte Grimassen, schauspielerte, konnte sich aber leider nicht mehr verständlich machen, da ihr Wortschatz verkümmerte und meist nur schwer verständliche Wortfetzen herauskamen. Ihre Stimmung schwankte sehr, reichte von freundlich bis missmutig. Frau S. ärgerte sich schnell und verzog sich dann in ihr Zimmer. Zu Beginn war auch sie aggressiv und warf mit Gegenständen um sich. Auch schien sie eifersüchtig auf die Zuwendung des Personals anderen gegenüber zu sein und kippte deshalb schon mal

Frau J. ein Glas Apfelsaft über den Kopf. Sie war aber gut zu Fuß, wollte und konnte auch alleine laufen, war noch einigermaßen orientiert. Sie ging gern in das benachbarte Altenheim, in dem sie vorher gewohnt hatte.

Frau O. war die unruhigste der Frauen. Sie war erst Mitte 70 und lief beständig im Flur auf und ab, war auch nachts oft unruhig. Mit lauter Stimme gab sie Befehle, was man tun solle. Aktiv konnte auch sie sich nicht an Arbeiten beteiligen. Aber sie war mobil und konnte in Begleitung spazieren gehen.

Es war also zu Beginn eine bunt zusammengewürfelte Gesellschaft mit ganz unterschiedlichen Ausprägungen der Krankheit. Zwei Männer, die sehr jung erkrankt waren, zwei Frauen, die schon durch ihr Alter gebrechlicher waren, und eine Frau in einer Zwischengeneration. Alle waren Individuen mit unterschiedlicher Biographie und am Ende ihres Lebens. Keiner war fähig, etwas zu lernen. Trotzdem sollten alle miteinander leben und sich wohl fühlen. Jeder sollte ein Angebot bekommen, das auf ihn zugeschnitten war und ihn gleichzeitig in die WG integrierte. Vom Konzept her war gedacht, Alltagsbeschäftigungen miteinander zu teilen. Die tägliche Zubereitung des Essens, die Wäsche, das Aufräumen, all das hätte gemeinsam erledigt werden können. Aber es funktionierte nur sehr bedingt. Mein Mann hatte in seinem Leben keinerlei Interesse für den Haushalt gezeigt und wollte dies auch jetzt nicht. Herr B. half manchmal und deckte den Tisch, aber er tat es auch eher widerwillig. Bei den Frauen war die Hausarbeit selbstverständlicher. Sie konnten sich an der Zubereitung des Essens nicht mehr beteiligen, weil die Fähigkeiten dazu nicht mehr reichten, aber sie standen gerne dabei und schauten zu. Eine beliebte Tätigkeit war das Zusammenlegen der Wäsche. Der neue Korb gewaschener Laken und Kissen wurde ersehnt und die zusammengelegten Stapel mit Befriedigung weitergereicht. Es war schwer, eine gemeinsame Beschäftigung zu finden. Am besten gelang es mit dem Singen von Volksliedern bei den Frauen. Allerdings verzogen sich die beiden Männer dann schnell, da sie daran gar keinen Gefallen hatten.

Kurz nach dem Einzug stellte sich ein Geschwisterpaar vor, das einen Platz für seine Mutter suchte, die über 80-jährig im Altenheim lebte. Die Angehörigengruppe stimmte dem Einzug zu. Die alte Dame war wenig mobil, saß überwiegend im Rollstuhl und konnte sich wenig am Gemeinschaftsleben beteiligen. Leider verschlechterte sich ihr Zustand sehr schnell. Sie starb bereits im Sommer in ihrem Zimmer in der WG. Die Angehörigen und die WG waren noch nicht vorbereitet auf einen Todesfall. Wir hatten nie darüber gesprochen, ob wir den Mitbewohnern einen Abschied ermöglichen sollten, und deshalb kein Ritual vorgesehen. So wurde der Leichnam sehr schnell in der Mittagszeit abgeholt. Einen Abschied gab es nicht. Erst danach sprachen wir darüber, dass so ein heimlicher Abgang nicht dem entsprach, was wir uns für die WG vorgenommen hatten.

In den nächsten Monaten wurde für die WG in der Tagespresse und in Stadtteilzeitungen geworben. Im Sommer kamen dann zwei neue Bewohner. Eine ältere Dame, die bereits im Altenheim lebte und dort unglücklich wurde, weil sie so viel alleine war, und der ältere Herr, von dem ich schon berichtet habe. Frau G. war noch sehr aktiv. Sie konnte allein mit dem Gehwagen gehen und besuchte zahlreiche Veranstaltungen in dem nahegelegenen Altenheim allein, wie sie es gewohnt war. Sie malte und sang und beteiligte sich an der Zubereitung der Nahrung. Sie schälte Kartoffeln, Äpfel, Zwiebeln und lobte sich selbst für ihre viele Arbeit, die sie für alle machen müsse.

Herr C. war der erste Bewohner, der nicht von Angehörigen vertreten wurde. Eine Freundin setzte sich für ihn ein, rechtlich vertreten wurde er aber durch eine amtliche Betreuerin. Herr

C. war besonders ruhig, wirkte abgemagert und in schlechtem Gesundheitszustand. Er erholte sich aber sehr schnell, nahm zu und konnte wieder ohne Hilfe gehen. Meist schaute er zu, war weiterhin sehr ruhig und beteiligte sich wenig am Gespräch. Auf Aufforderung half er in der Küche. Er konnte sich nicht daran gewöhnen, dass in der WG allen alles offenstand. Erst als er einen Schlüssel für sein Zimmer hatte, fühlte er sich wohler. Auch Frau G. wollte ihr eigenes Reich schützen und schloss ihr Zimmer ab. Beide waren in ihrer Demenz noch nicht so weit fortgeschritten wie ihre Mitbewohner.

Als achte Bewohnerin kam Frau A. im Winter dazu. Sie war auch bereits Mitte achtzig und wurde bislang von ihrem Mann zu Hause betreut. Da er selbst erkrankt war, musste eine schnelle Lösung gefunden werden und sie zog in das letzte freie Zimmer ein. Für sie war es nicht einfach, sich an die WG zu gewöhnen, da sie an eine vorübergehende Unterbringung glaubte und ihre Familie sehr vermisste. Sie verstand die Einrichtung einer WG nicht und fragte sich, was die vielen Leute denn da sollten. Mir sagte sie einmal: »Wenn Sie das nächste Mal kommen, melden Sie sich bitte an. Sonst haben wir nicht genug Kuchen. Ich muss ja für den Besuch sorgen.«

Jetzt war unsere WG komplett. Acht Menschen, alle mit der Diagnose Demenz und doch so unterschiedlich. Die Diagnose sagt so wenig aus. »Es sind vielmehr alles ganz unterschiedliche beeindruckende Menschen, die zeitweilig oder länger dauernd unter bestimmten außergewöhnlichen Erscheinungen leiden. Und jeder auf eine ganz andere sehr persönliche Weise«. [3]
Was Manfred Lütz von den psychischen Erkrankungen sagt, gilt auch für die Demenz. Jeder Kranke ist ein Einzelschicksal –

3. *Lütz, Manfred: Irre! Wir behandeln die Falschen. Gütersloh: Gütersloher Verlagshaus 2009, S. 37*

eigen in seiner Entwicklung und mit jeweils anderen Vorlieben und Defiziten. Jeder ist ein einzigartiger Mensch.

Aber diese Menschen mussten jetzt miteinander auskommen. Und wegen ihrer Erkrankung konnten sie kaum Rücksicht aufeinander nehmen, ihr Verhalten war spontan und unkontrolliert. Es kostete Kraft, diese Eigenheiten auszuhalten. Das galt für die Dementen selbst, für das Pflegepersonal und für die Angehörigen.

Nicht nur Herr B. verstand nicht, weshalb er kein eigenes Zuhause mehr hatte und weshalb andere Menschen mit ihm zusammenlebten. Einige Male machten sich Bewohner gezielt aus der WG auf den Weg und suchten ihr Zuhause. Als mein Mann eines Sonntagmorgens – es war ein Sommerfest im benachbarten Altenheim geplant – gut gelaunt im Garten erschien, weil er den Weg nach draußen entdeckt hatte, brachte ihn jemand aus der Heimleitung wieder bis an die Haustür des Traktes, in dem die WG wohnte, bedachte aber nicht, dass er das Treppenhaus und den Eingang nicht finden konnte. So ging Axel zurück in den Garten, dann vermutlich auf die Straße und war verschwunden. Aus der WG bekam ich einen Anruf, dass man die Polizei benachrichtigt habe. Ich fuhr sofort los, traf dann auf dem Parkplatz bereits die Polizisten und gab eine Personenbeschreibung meines Mannes. Das kannte ich bereits. In diesem Moment erreichte die Polizisten ein Anruf, dass eine orientierungslose Person gefunden worden sei, auf die die Beschreibung zutraf. Ich fuhr sofort zu dieser Wache. Mein Mann war auf eine Hauptverkehrsstraße gelaufen und dort einem Autofahrer aufgefallen, der die Polizei benachrichtigte. Die Polizisten fanden meinen Mann, erkannten nicht, dass er orientierungslos und verwirrt war, und wollten ihn bewegen, von der Straße zu gehen. Er verstand vermutlich überhaupt nicht, was sie von ihm wollten, und widersetzte sich. Daraufhin wandten die Polizisten Gewalt an und legten ihm Handschellen an. Dabei wehrte er sich und verletzte einen Polizisten leicht. Es war eine entsetzliche Situation entstanden. Als ich meinen Mann aus der Zelle abholte, sah er erbärmlich aus. Die Polizisten hatten seinen Hosengürtel abgenommen, die Hose hing herunter. Er hatte sich zudem nass gemacht. Er konnte vermutlich auch nicht mehr sagen, dass er zur Toilette musste. Der Vorfall hatte ihn ganz durcheinandergebracht und er war froh, als er mich sah. Endlich wieder ein vertrautes Gesicht in diesem Chaos. Die Polizisten hatten wenig Verständnis für diesen Vorfall und meinten, sie müssten ein Anzeige wegen Widerstands gegen die Staatsgewalt aufnehmen. Am nächsten Tag brachte ich das Attest des Arztes und der Vorfall war erledigt.

Auch Frau S. war eines Tages verschwunden, sie war ebenfalls unbemerkt aus der Wohnung gegangen. Sie fuhr mit der S-Bahn bis zur Endstation und wurde dort von der Polizei aufgegriffen. Herr B. war zu Beginn noch fähig, allein spazieren zu gehen, was er auch ausgiebig nutzte. Wenn er sich verlaufen hatte, war er einfallsreich. Er bat Passanten um Hilfe und ließ über ein Restaurant oder über eine Tankstelle bei seinen Töchtern anrufen und bat um Abholung.

Um ein unbeobachtetes Weglaufen zu vermeiden, wurde eine Klingel an der Tür installiert, die Alarm gab, sobald sich die Tür öffnete. So wurde das Pflegeteam über das Öffnen der Tür informiert und konnte nachsehen, wer sich aus der Wohnung entfernte, und intervenieren, falls Gefahr für den Bewohner bestand. Per Knopf oberhalb der Tür konnte sie vor dem Öffnen ausgestellt werden.

Für meinen Mann war die WG trotz der Schwierigkeiten sein neues Zuhause geworden. Nach sieben Monaten, im Sommer, fuhr ich das erste Mal wieder mit ihm in unsere alte Wohnung.

*Wir sind in unserer Wohnung, seit sieben Monaten das erste Mal.
Du gehst hinter mir in den Garten. »Muss man hier rumgehen?«
»Ja, hier ist der Weg.« Du bewegst dich langsam, vorsichtig. Kein
Moment des Erkennens. Durch den Garten gehst Du ins Haus.
Die Möbel sind ein wenig umgestellt seit Februar. Aber Du siehst
keine Veränderung. Vorsichtig schaust Du ins Schlafzimmer, du
wirfst einen kurzen Blick ins Bad, ziehst Dich aber sofort wieder
zurück, als würdest Du einen intimen Bereich betreten, zu dem
Dir der Zugang nicht gebührt. Du machst die Tür zu, gehst zurück und bleibst anscheinend unberührt. »Lass uns nach Hause
gehen.« Was heißt das, wie soll ich in Dich hineinschauen und
wissen, was Dein Zuhause bedeutet: Es kommt immer wieder,
diese Fragen nach dem Zuhause. Ist es ein Raum? Ist es eine Befindlichkeit? Wir fahren zurück in die WG. Nach zwei Minuten
wieder diese Frage: »Wohin fahren wir? Machen wir eine Tour?
Wann sind wir da? Müssen wir noch lange fahren?« »Ja, wir machen eine kurze Tour, in zehn Minuten sind wir schon da.« Als
wir vor dem Haus sind, möchtest Du nicht hineingehen. »Da sind
so viele Leute.« »Nun komm, wir gehen in dein Zimmer. Schau,
da steht Axel dran. Da wohnst Du.« Wir machen es uns auf dem
Sofa gemütlich. Du legst den Arm um mich. »Es ist schön, wenn
Du da bist.« Ist das Zuhause?*

Dass es auch Grenzen des Zumutbaren gibt, wurde uns nach einem Jahr deutlich, als der Zustand von Frau O. sich dramatisch
verschlechterte. Nach einem Sturz mit Oberschenkelhalsbruch
wurde sie in ein Krankenhaus eingeliefert. Von dem Bruch erholte sie sich schnell, doch ihre Unruhe und Umtriebigkeit ver-
stärkten sich. Dazu kam dauerndes lautes Sprechen, das sich
bis zum Schreien steigerte. Selbst nachts war an Ruhe kaum
zu denken. Frau O. machte einen unglücklichen bis panischen
Eindruck. Sie schien große Angst zu haben. Ihre Tochter bemühte sich bei vielen Besuchen, sie zu beruhigen, aber auch
ihr gelang es nur phasenweise. Die Unruhe übertrug sich auf

die anderen Bewohner, sodass eine angespannte Atmosphäre herrschte. Auch das Pflegepersonal war an die Grenzen seiner Kräfte gekommen, weil Frau O. immer stärkere Aufmerksamkeit forderte und es das Pflegeteam deshalb niemandem mehr recht machen konnte. Das ständige Schreien war eine Belastung für die ganze WG geworden. In der Hoffnung, dass die Ärzte ihr würden helfen können, wurde Frau O. schließlich in eine Klinik eingewiesen. Ihre Tochter bat um ein Unterstützungsgespräch unter Moderation von Stattbau sowie einem Neurologen, um das weitere Vorgehen zu diskutieren. Die Angehörigen und das Pflegeteam überlegten, wie weiter vorgegangen werden sollte. Alle waren sich einig, auch die Tochter von Frau O., dass ein weiteres Verbleiben von Frau O. nur möglich wäre, wenn das Schreien bis auf ein erträgliches Maß therapiert werden könnte. Leider erwies sich das als schwieriger als erwartet. Trotzdem gingen die Angehörigen noch davon aus, dass irgendwann ein Versuch der Rückkehr unternommen werden konnte. Aber die Medikamente führten nicht zu einem durchgreifenden Erfolg. Schweren Herzens entschied sich die Tochter für eine stationäre Einrichtung mit einem speziellen Dementenprogramm. Bei ihrer Entscheidung spürte sie auch die Vorbehalte des Pflegeteams, noch einmal einen Versuch zu wagen, denn in der WG war in der Zeit des Krankenhausaufenthaltes wieder etwas »normaler« Alltag eingekehrt und die Entlastung war deutlich zu spüren. Wir bedauerten den Weggang von Frau O., wussten aber auch keine andere Lösung.

Das Thema beschäftigte die Angehörigen sehr, denn hier zeigte sich, wie schwer das durchzuhalten war, was wir als Grundprinzip der WG angesehen hatten. Mit ihr sollte ein sicherer Ort für Demenzkranke geschaffen werden, an dem sie bis zum Tod bleiben konnten. Diese Sicherheit hatte ich selbst erfahren dürfen, als mein Mann in der Anfangszeit der WG sehr aggressiv war und die WG sowie das Pflegeteam belastete. Jetzt konnte ich diese erfahrene Solidarität nicht uneingeschränkt zurückgeben. Wenn wir das Prinzip der Wohnsicherheit aufgäben, würde sich eine Unsicherheit in der gesamten WG breitmachen können. Bei Schwierigkeiten könnte jeder die Befürchtung haben, dass bald die Angehörigen oder schlimmer noch das Pflegeteam darüber entscheidet, wer noch tragbar ist in der WG.

Das Leben in der WG ist nie reibungslos. Gerade wegen der Erkrankung treffen die Emotionen oft ungefiltert und sehr direkt aufeinander. Dann verfestigen sich Meinungen und können trotz anderer Erfahrungen nicht mehr revidiert werden. Das Verhältnis meines Mannes zu den beiden anderen Männern wurde so schwierig, dass dies Anlass für eine weitere Fallbesprechung wurde. Die Abneigung zwischen Herrn B. und meinem Mann hatte sich bereits in den ersten Monaten verfestigt. Jetzt kam eine Allianz von Herrn C. und Herrn B. dazu, die an Mobbing grenzte. Da mein Mann inzwischen stuhlinkontinent war, roch es manchmal penetrant. Dann kamen natürlich Kommentare wie »Du stinkst. Bleib in Deinem Zimmer«. Aber selbst wenn mein Mann frisch gewaschen und sauber war, wurde er ausgegrenzt und beschimpft. Er traute sich morgens gar nicht mehr aus dem Zimmer, machte nur immer wieder die Tür auf, schaute heraus und sobald er die Männer sah, machte er die Tür wieder zu. »Die wollen mich tot machen. Die mögen mich nicht.« Ich war tief betroffen, wenn er mich begrüßte: »Die wollen mich hier tot machen und ich bin doch ganz lieb. Ich will doch nichts Böses.« oder »Ich bin ganz traurig. Ich geb mir so viel Mühe und niemand hilft mir.« Ich wollte gerne helfen, wusste aber auch nicht, wie ich mich verhalten sollte. Es war mir klar, dass auf der rationalen Ebene keine Diskussionen oder Ermahnungen möglich waren. In einer weiteren Fallbesprechung lief die Diskussion unter der professionellen Anleitung ganz anders, als ich das vermutet hatte. Es irritierte mich zunächst, dass nach der Bestandsaufnahme die beiden anderen

Männer im Mittelpunkt der Betrachtung standen. Schnell war uns im Gespräch klar, dass die feindliche Haltung durch Rivalität und Eifersucht ausgelöst wurde. Da ich jeden Nachmittag zu meinem Mann kam und mich intensiv und freundlich mit ihm beschäftigte, hatten sie die Vorstellung, sie würden zu kurz kommen. Dabei war mein Mann in ihren Augen doch der, dem diese Zuwendung nicht zustand, da er sich längst nicht mehr so benahm, wie es üblich ist. Er stank, er aß von fremden Tellern, er nahm Sachen weg, die ihm nicht gehören. Und trotz allem erfolgten keine Konsequenzen, sondern nur Zuwendung. Die Eifersucht wurde deutlich, als Herr C. sich beschwerte, weil ich meinen Mann im Flur auf die Wange küsste. Wir sollten doch »zum Knutschen« in unser Zimmer gehen, ließ er laut vernehmen.

Um die Situation zu deeskalieren, wurde vorgeschlagen, die Aufmerksamkeit für die beiden anderen Männer zu erhöhen. Sie müssten sich auch wichtig fühlen. Sobald die Gefahr bestünde, dass die Männer aneinandergeraten, sollte ein Beschäftigungsprogramm erfolgen, etwa durch Aufforderungen wie: »Können Sie mir helfen, den Müll herunterzutragen?« oder »Sie können mir so gut helfen, den Tisch zu decken!« Ablenken und Bestätigen ist das Rezept, mit dem Aggression besänftigt werden kann, Langeweile hingegen bietet das größte Potential für Mobbing. Zu Beginn der Besprechung fragte ich mich, warum mein Mann hier gar nicht vorkam. Wir sprachen nur über die beiden anderen Männer. Ich äußerte meine Enttäuschung auch. Aber im Nachhinein sah ich ein, dass die Lösung des Konfliktes hier lag. Der Pflegedienst und auch die Angehörigen müssen sehr viel Fingerspitzengefühl entwickeln, um jeden Einzelnen in seiner Biographie mit seinen Eigenheiten und Empfindlichkeiten zu verstehen. Das dauert seine Zeit und ist nicht immer sofort einsichtig. Das Gespräch mit professionellen Beratern, die nicht in Gefühle und Bindungen verstrickt sind, ja die Beteiligten nicht einmal persönlich kennen, kann sehr hilfreich sein und wesentlich zur Entspannung beitragen.

Der Pflegedienst

Axel lebte sich ein. Er lernte die Menschen kennen, die ihn jetzt in seinem Alltag begleiten sollten. Ein sehr motiviertes Team von Altenpflegerinnen, Krankenschwestern, Alltagsbegleitern und Studenten für den Nachtdienst. Sie gehörten zum ambulanten Dienst, der die WG rund um die Uhr betreuen sollte. Alle kannten den Text, den der Pflegedienst bei der Bewerbung vorgelegt hatte: »Für das Betreuungsteam in der Wohngemeinschaft ist somit handlungsleitend, die Menschen mit Demenz sind ,Herr im Haus‘, alle anderen sind Gäste. Das tägliche Leben orientiert sich am Prinzip der Normalität. Die Pflegehandlungen dürfen den Alltag nicht dominieren. Die Mieter und stellvertretend für sie deren Zugehörige tragen die Verantwortung für alle Angelegenheiten, Aktivitäten und Interessen der Gemeinschaft, für die Organisation des Haushalts und die Gestaltung des Tagesablaufs. Das bedeutet sowohl für die Leitung als auch für die Mitarbeiter, die beteiligten Personen nicht nur in das Geschehen mit einzubeziehen, sondern eine enge Zusammenarbeit auf allen Ebenen zu erwirken. Es wird eine abgestimmte, partnerschaftliche Zusammenarbeit angestrebt.«

Das Konzept der WG soll das Anliegen unterstützen, den Kranken ein möglichst familienähnliches Leben mit Förderung der verbliebenen Alltagskompetenzen zu ermöglichen. Voraussetzung dazu sind die Wohnung und die Einrichtung, die Schaffung eines angenehmen Umfeldes, in dem man sich entspannen und wohlfühlen kann. Garant für ein erfolgreiches Miteinander musste der Pflegedienst werden. Er hatte gerade in der Eingewöhnungsphase die Aufgabe, Vertrauen aufzubauen, Nähe herzustellen, Kontakte unter den Bewohnern zu ermöglichen und Alltagsbewältigung zu leisten. Dabei mussten auch die Bewohner selbst erst einmal kennengelernt werden. Das alles erforderte ein hohes Maß an Einfühlungsvermögen, an Leistungsbereitschaft und an emotionaler Zuwendung. Es waren motivierte Mitarbeiter, die sich an das Unternehmen wagten. Trotzdem gelang es nicht, in den ersten Monaten eine Konstanz im Pflegeteam zu erhalten. Die Fluktuation im ersten Jahr war erheblich. Das lag einmal an falschen Erwartungen der Mitarbeiter, von denen einige wenig Erfahrung in der Arbeit mit Dementen hatten, zum anderen daran, dass einige Mitarbeiter die Anforderungen nicht erfüllten, die Teamleitung und Pflegedienstleitung an sie stellten. Es dauerte lange, bis sich ein festes Team etablierte, weshalb die Angehörigen zeitweise sehr ungeduldig waren und oft die Entscheidungen der Pflegedienstleitung nicht verstanden. Sie äußerten dann ihren Unmut, denn sie sahen in einem stabilen Team die Voraussetzung für den Aufbau von Vertrauen und Nähe. Gerade Demenzkranke brauchen in einer neuen Umgebung Menschen, die sie wiedererkennen und die ihnen Sicherheit geben. Wie sollen sie sich zurechtfinden in einer fremden Welt, in der sie morgens aufwachen, wenn selbst die Gesichter, die sie dann zuerst sehen, immer wieder fremd sind?

Nach einem Jahr war von dem ursprünglichen Personal nur noch eine Pflegerin übrig geblieben. Alle anderen hatten den Arbeitsplatz verlassen. Wir Angehörigen waren deshalb sehr verunsichert und befragten andere WGs, woran das liegen könne. Dabei erhielten wir sehr unterschiedliche Antworten, doch ganz ungewöhnlich schien unsere Situation nicht zu sein. Vielleicht brauchte die Einrichtung einer WG mehr Zeit, als wir uns wünschten.

Wir waren manchmal unzufrieden mit der Personalsituation, nicht aber mit der Konzeption des Pflegedienstes. Es wurden viele der heute gängigen Konzepte in der Pflege von Demenzkranken umgesetzt. Aspekte der Milieutherapie, der Validation und der Biographiearbeit wurden übernommen. Auch wir Angehörigen hatten bei der Einrichtung der Wohnung einiges bedacht. Den Kranken sollte die gewohnte Umwelt möglichst lang erhalten bleiben, es sollten unauffällig Hilfen bei Wahrnehmungs- und Handhabungsschwierigkeiten gegeben werden. Die Atmosphäre sollte freundlich, anregend und angenehm sein. Wir hatten die Zimmer mit bekannten Möbeln ausgestattet, die Wohnung war geräumig und offen. Der lange Flur und der großzügige Wohnbereich luden zum Laufen ein und kamen damit dem großen Bewegungsdrang der Demenzkranken entgegen, die oft ununterbrochen hin und her laufen. Die meisten Zimmertüren standen offen, sodass es keine abgegrenzten Eigenbereiche gab. Deshalb konnte sich Axel zu Beginn auch in das Bett von Frau S. legen oder sich auf ihr Sofa setzen, auch wenn sie darüber manchmal ihren Unmut äußerte. Auch die anderen Zimmer fanden immer sein Interesse, es war spannend für ihn, beim Spazierengehen mal hinter die Türen zu schauen. Erst später schlossen einige Bewohner, die es noch konnten, ihre Zimmer ab, weil sie sich von den ungewollten Besuchen gestört fühlten und auch Angst hatten, dass Axel etwas mitnehmen könnte. »Er klaut«, hieß es von Herrn C. Sie empfanden ihre Zimmer noch als ihre Privatsphäre und wollten ihr Eigentum schützen. Das war bei Axel nicht mehr der Fall. Er fand sein Zimmer schnell und wusste schließlich, in welchem Bett er schlief, aber ihn störte es kaum, wenn jemand zu ihm kam – nur nachts wollte er seine Ruhe haben. Axels Tür war und ist mit einem großen Emailleschild mit seinem Namen versehen und auf der Tür klebt ein Foto von ihm. Die Badezimmer haben wir mit WC-Hinweisschildern beklebt. An die offene Küche schließt sich ein großer Essraum an, in dem ein

Tisch für zehn Personen steht. Es liegt eine freundliche, gelbe Tischdecke darauf. Die Vorhänge sind ebenfalls hell, einfarbig und freundlich. Alle Muster erwiesen sich als schwierig, weil die Demenzkranken nicht zwischen aufgemalten und realen Motiven unterscheiden können. Mit dem bunt bemalten Geschirr passierte es manchmal, dass die Bewohner die Bemalung als Essen ansahen und sie abzukratzen versuchten, ehe sie die Teller frustriert zur Seite schoben. Auch Axel war irritiert und versuchte mehrmals, die Blümchen abzunehmen.

Die Atmosphäre in der WG soll familiär und beruhigend sein. Während die Dementen eine Zeit der Auflösung erleben, sollte der Alltag feste Strukturen behalten. So wird mittags, nachmittags und abends gemeinsam gegessen. Das Frühstück wird individuell eingenommen, weil jeder so lange schlafen soll, wie er will. Es gibt auch »Schlaftage«, an denen selbst das Mittagessen ausfallen muss. Aber das wird dann aufgewärmt, wenn derjenige erscheint und Hunger hat. Auch Axel ist eher ein unorthodoxer Schläfer, der sich manchmal nach dem Frühstück wieder hinlegt und dann sein Mittagessen verschläft. Manchmal, wenn ich nachmittags komme, mache ich ihm dann das Essen warm und er isst kurz vor dem Kaffeetrinken. Aber das passiert immer seltener. Abends geht er meist früh schlafen. Nach dem Abendessen laufen wir noch eine Weile durch die Räume, dann geht er in sein Zimmer, ich stelle Musik an und er legt sich spätestens gegen acht Uhr ins Bett. Wir unterhalten uns noch ein wenig, bevor er schläfrig wird und ich gehe. Auch er hat Nächte, in denen er wach ist und durch die Zimmer geistert. Wenn er so früh schlafen geht, ist er natürlich auch oft morgens sehr früh ausgeschlafen. Aber im Laufe der Zeit ist der Rhythmus einigermaßen stabil geworden.

Vom Pflegedienst wird viel Toleranz und Geduld erwartet, um jedem Bewohner gerecht zu werden. Dabei müssen auch die

Animositäten der Kranken untereinander geschlichtet werden. Auch wenn es manchmal nur nach netter Kaffeerunde aussieht, ist die Aufmerksamkeit groß und es muss viel im Blick bleiben: Aufmunterung zum Essen oder Dabeibleiben, Beruhigung bei Aufgeregtheiten, Anreize durch Gespräche. Bei außergewöhnlichen Ereignissen wie besonderen Verhaltensauffälligkeiten, Krankheit oder Stürzen ist die Belastung besonders groß und die Nerven liegen manchmal blank. So sitzt Axel eines Tages verstört auf seinem Bett. Er hat sich zurückgezogen, weil das Pflegepersonal ihm ein Feuerzeug weggenommen hat, mit dem er im Bett spielte. Dabei wurde er natürlich handgreiflich, weil er nicht einsah, was er Falsches getan hatte. Jetzt war er sauer und wollte nicht essen und trinken. Eine ungeschickte Situation, die aus der Sorge um Verletzungen verständlich ist, aber besser hätte gelöst werden können.

Ein anderes Beispiel zeigt, wie viel Geduld manchmal erforderlich ist: Wir setzten uns an den Tisch und aßen zusammen. Zwischendrin fragte Axel nach der Toilette. Ich führte ihn hin, aber nichts passierte. Er sah hin, sagte aber, dass er das nicht mache. Wir aßen weiter: Kartoffeln, Karbonade, Erbsen. Er fand es lecker, besonders das Fleisch. »Das schmeckt gut.« Hinterher tranken wir Tee und er bekam zwei Stück Schokoladenkuchen. »Das ist gut so« war sein Kommentar. Wir gingen den Flur auf und ab, zwischendurch immer wieder auf die Toilette. Er lehnte das Angebot ab, sich zu setzen. Axel zog die Jeans herunter, aber die Unterhose nicht. Wenn ich sagte, aber auch die Unterhose, stand er auf und zog die Jeans wieder hoch. Er hatte inzwischen Schwierigkeiten, den Gürtel zu schließen, wollte sich aber auch nicht helfen lassen. Wenn ich in die Nähe des Reißverschlusses kam, wehrte er sich heftig. Manchmal hatte ich das Gefühl, er macht in die Hose. Ich wurde nervös, weil wir gerade erst gestern mit viel Mühe die Hose gewechselt hatten. Er fasste in die Hose, zog die Hand heraus. Sie war kotverschmiert. Er roch daran, ich sagte »Komm, lass es uns waschen«. Da ließ er sich die Hand waschen und ich versuchte, ihn zu animieren, sich endlich auf das Klo zu setzen mit heruntergezogenen Hosen. Ich war sehr angespannt. Es ging über zwei Stunden hin und her, ständig fragte er »Wo ist das Klo?«, und dann benutzte er es nicht. Wir aßen unser Abendbrot, es gab Apfelpfannkuchen. Weil er gut schmeckte, aß Axel gleichzeitig von seinem und meinem Teller. Wir gingen zweimal zum Toilettenstuhl. Er urinierte. Aber zum Hinsetzen reichte es nicht. Ich ging zur Pflegekraft und wollte ihr sagen, dass ich es nicht schaffe, Axel zur Toilette zu bringen. Sie sagte nur: »Geduld, vielleicht macht er es ganz allein. Lassen Sie ihm Zeit. Er ist dort hinten bei den anderen Zimmern verschwunden.« Und ich staunte, als ich nach ihm sah. Er hatte geordnet und erfolgreich die Toilette benutzt. Sogar der Reißverschluss wurde geschlossen. Ohne Druck, mit viel Geduld hatte sich das Problem erledigt.

Wegen der Nähe zu den Bewohnern im tagtäglichen Leben sind die emotionalen Bindungen sehr eng und Betroffenheit und Mitleid ist auch bei den Pflegenden ausgeprägt. Die meisten Pflegenden gehen sehr einfühlsam mit den Bewohnern um. Sie erkennen schnell, wann ein Bewohner geschützt werden muss und wann einer robust genug ist, sich durchzusetzen oder sich zurückzuziehen. Die Gefühle, die ungefiltert herausgelassen werden, können schnell zu Beleidigungen oder Angriffen führen, andererseits kann ein Rückzug auch Anzeichen einer beginnenden Depression sein, die häufig gerade im Anfangsstadium der Demenzerkrankung auftritt. Immer stellt sich dann die Frage, wie es dem Kranken mit Medikamenten leichter gemacht werden kann, mit der Verstimmung oder Aggression umzugehen. Denn die Kranken selbst merken oft, dass sie sich nicht mehr adäquat verhalten, und leiden darunter. So schlug Axel seine Zimmertür zu, weil Frau O. ihn dauernd gestört hatte. Dabei wurde ihre Hand geklemmt. Offensichtlich beschäftigte ihn das, obwohl er es nicht mehr zuordnen konnte. »Hat mich jemand geschlagen? Hab ich jemandem weh getan? Ich will doch helfen. Es soll niemand Schmerzen haben. Da muss man doch was tun.« Später war er traurig: »Ich will doch nicht sterben. Aber ich muss sterben. Ich glaube, ich bin schon gesterbt.« So fragte Axel häufig nach seinen verbalen oder auch tätlichen Angriffen: »War ich jetzt zu böse?« Meine Antwort darauf fiel unterschiedlich aus, je nachdem, wie ich die Situation einschätzte. »Ja, das war ein bisschen hart« oder »Schimpf ruhig, ich versteh dich. Es ist auch schwer«, manchmal auch »Das hat ein bisschen weh getan«. Man lernt aber schnell, dass Korrekturversuche fast immer fehlschlagen. Selbst in schwierigen Situationen soll die Reaktion verstehend und wertschätzend sein. Diese Methode wird mit dem Begriff der Validation beschrieben, sie nimmt den Kranken ernst, akzeptiert verbal oder in Handlungen geäußerte Gefühle und bestätigt sie positiv. Das hat seine Grenzen dann, wenn andere gefährdet werden oder wenn die Kranken sich selbst gefährden. Das ist aber selten der Fall. Eher geht es um die eigene Geduld und Toleranz.

Für den Erkrankten ist es wichtig, bei den ständig erlebten Defiziten und Eingriffen seine eigene Identität und sein Selbstwertgefühl zu wahren. Unauffällige Hilfe, ohne auf die Defizite hinzuweisen, ist manchmal einfach zu leisten und die Pflegenden versuchen es immer wieder. Wenn Axel wie in früherer Zeit seinen Kommentar zu einer Äußerung geben will, aber nicht mehr die richtigen Worte findet, ergänzt ein Pfleger den Satz und sagt lachend zu ihm: »Das hast Du genau richtig gesagt!« Axel freut sich dann und fühlt sich anerkannt. Man erkennt es an seinem entspannten, lachenden Gesicht. Wenn er mit seinem Spielzeugbohrer in der Hand durch den Flur läuft, geht jemand auf ihn zu und fordert ihn auf: »Was hast Du da denn für einen Apparat? Zeig doch mal!«, auch wenn er ihn schon häufig gezeigt hat. Axel freut sich, sagt »Ja, das ist der Apparat«

und zeigt ihn stolz. Die Mitkranken können manchmal brutaler sein und kopfschüttelnd darauf hinweisen, dass das doch nur ein Spielzeug sei. Auch dieses Verhalten muss erst einmal akzeptiert werden. Man kann aber ablenkend eingreifen, ohne zu verletzen. Das soziale Verhalten unter den Demenzkranken zu organisieren ist nicht einfach. Manches, was wir Angehörigen erwartet hatten, ließ sich nicht umsetzen. Den Alltag gemeinsam erleben – das war sicher zu hoch gegriffen. Kleine Tätigkeiten gemeinsam mit einer Pflegenden machen, das trifft es schon eher. Mal geht ein Bewohner mit einkaufen, mal einer mit spazieren. Mal hilft einer beim Tischdecken, mal schneidet einer die Tomaten oder schält die Kartoffeln. Wäsche zusammenlegen ist eine beliebte Tätigkeit der Frauen. Über diese kleinen Verrichtungen erfährt jeder eine Bestätigung und fühlt sich wichtig in dem kleinen Kosmos der WG. Von Tag zu Tag kann sich die Verfassung der Bewohner ändern. An einem Tag ist Frau S. gesprächig, hilfsbereit und sorgt sich um alles. Sie räumt auf und putzt. An anderen Tagen zieht sie sich zurück in ihr Zimmer, schläft oder räumt ihren Schrank um. Wichtig ist aber nicht, dass etwas Sinnvolles getan wird, sondern dass der Kranke sich als sinnvoll erlebt.

Viele scheinbar unsinnige Tätigkeiten können Ausdruck der Suche nach Anerkennung und Wertschätzung sein: die Ruhelosigkeit, das ständige Umherlaufen, das Ausräumen der Schränke oder das Sammeln von unnützen Dingen. Viele Pflegende geben intuitiv die richtigen unterstützenden Antworten auf diese Hilferufe. Sie korrigieren nicht, geben stattdessen Sicherheit durch das Annehmen der scheinbaren Sinnlosigkeiten. Dabei ist oft nicht das wirklich Gesagte wichtig, sondern die Gesten und der Tonfall der Stimme. Die Demenzkranken kommunizieren auf dieser Ebene sehr empfindsam. Sie verstehen oft die Worte nicht mehr, aber die Gefühle sind sehr ausgeprägt. Mitfühlen ist eine grundlegende Fähigkeit auch von Dementen. Es ist berührend anzusehen, wie manchmal Demente untereinander kommunizieren. Zwar ist kein Wort verständlich, aber sie gehen behutsam miteinander um, lachen und verstehen sich. Manchmal sitzen zwei ältere Frauen nebeneinander am Tisch, berühren sich vorsichtig und streicheln sich dann die Hände. Dieses nonverbale Miteinanderumgehen berührt mich, denn es strahlt ein großes Vertrauen aus. Die Atmosphäre, die der Pflegedienst verbreitet, kann entscheidend dazu beitragen, wie dieses Vertrauen und damit das Wohlbefinden der Bewohner sich entwickelt.

Manchmal nimmt Axel Frau S. an die Hand, redet mit ihr und geht ein Stück mit ihr. Besonders auf Männer reagiert sie sehr aufmerksam. Sie genießt es, wenn ein Pfleger sie in den Arm nimmt und tröstet. Erstaunlich war für mich, dass sie das Sterben von Herrn C. registrierte, sich an sein Bett setzte und weinte, als er starb. Von einer Frau, die sich nicht mehr verständlich äußern kann, hätte ich diese Reaktion nicht erwartet.

Ganz wichtig war uns Angehörigen bereits in der Vorbereitungsphase die Biographiearbeit. Jeder Pflegende sollte möglichst viel von den Kranken wissen, dazu wurde eine ausführliche Biographie erstellt, die sich in den Akten befindet und für die Pflegenden jederzeit einsehbar ist. So lassen sich einige Probleme vielleicht leichter lösen, Vorlieben erkennen oder Interessen stärken. Erinnerungen können Sicherheit geben. Wenn man auf eigene Leistungen zurückblicken kann, wird das Identitätsgefühl gestärkt. Man empfindet sich als wichtig und kann eine Rolle für den Umgang mit den anderen entwickeln. Bei der Demenz brechen die Erinnerungen zwar weg und auch die beste Biographiearbeit kann diese Entwicklung nicht aufhalten, aber solange kleine Inseln im Gedächtnis erhalten sind, sollte man sie pflegen und den Stolz auf Geleistetes stärken. Oft ist es der Beruf, der sich dazu eignet. Axel betonte zu Beginn der

Krankheit immer: »Ich bin Arzt.« Er fragte noch lange: »Hab ich das gut gemacht? Hab ich genug gearbeitet? Habe ich geholfen?« Wurde er darin bestärkt, gut gearbeitet zu haben, strahlte er und war beruhigt.

Eigentlich sollten Fotoalben ein gutes Hilfsmittel sein, diese Arbeit zu unterstützen. Ich hatte für Axel ein Album zurechtgelegt, das seine Mutter für ihn gemacht hatte. Darin waren Fotos aus den Jahren, in denen er noch bei den Eltern wohnte: Kinderbilder, Schulfotos, Familienbilder. Von unserer gemeinsamen Zeit stellte ich Fotos von den Reisen und Festen, von Freunden und Verwandten zusammen. Diese Alben wurden zwar angesehen, brachten aber nicht den Erfolg, den ich erwartete. Mein Mann erkannte eigentlich schon kaum noch jemanden, als er in die WG einzog. Auch seine Eltern und sich selbst identifizierte er nicht mehr. Erstaunlicherweise erkannte er in einem Band zur Zeitgeschichte immer noch einige Situationen. So sagte er bei den Fotos von Kennedy in Berlin und von Brandt bei seinem Kniefall in Polen: »Die kenn ich. Die waren gut.« Man konnte einiges zur Geschichte erzählen und er bestätigte es dann.

Andere Mitglieder der WG vermochten sich noch viel besser auf Fotos einzulassen und bewahrten mit Fotoalben und Bildbänden ein Stück ihrer Identität. Sie konnten auch die Fotos aus dem Alltagsleben, die in der WG regelmäßig an die Pinnwand geheftet werden, genießen und erkannten sich selbst und die anderen.

Bei vielen der Bewohner war das Singen sehr beliebt. Gerade die Frauen liebten die Gesangsstunden mit alten Volksliedern. Die Männer freundeten sich nicht so sehr damit an. Axel reagierte leidenschaftslos, Herr B. verzog sich und konnte die »Singerei« gar nicht leiden. Aber bei den Frauen konnten dadurch Ressourcen geweckt werden und alte, verschollen geglaubte

Texte wurden wieder lebendig. Frau J. fing sogar an, bei manchen Liedern die zweite Stimme zu summen. Offensichtlich sind gerade Volkslieder mit ihren einfachen, wiederholenden Strukturen gut geeignet, Halt zu geben in einer zerbrechenden Welt. Die Melodien sind in der tiefsten Erinnerung fest verankert und bleiben es vermutlich bis zum Schluss. Vielleicht haben die Frauen diese Lieder in frühester Kindheit gelernt und sie auch wieder mit ihren Kindern gesungen. Bei Männern wie Axel oder Herrn B. gibt es diese Erinnerungen offensichtlich viel weniger. Ob man mit anderen Liedern, die ihnen aus ihrer Jugend bekannt sind, ähnlich erfolgreich arbeiten könnte, wage ich zu bezweifeln. Ich habe immer wieder mit CDs versucht, an Axels Musikgedächtnis zu erinnern. Er war mit den Beatles und den Rolling Stones aufgewachsen und wir waren gemeinsam bei einigen Rockkonzerten gewesen. Manchmal scheint die Erinnerung aufzublühen. Wenn ich eine CD auflege, fängt er manchmal an zu tanzen, bewegt sich im Rhythmus, nimmt meine Hände, dreht mich und lacht, wenn ich sage, jetzt sei es genug, mir würde ganz schwindelig. Abends versuche ich es mit etwas ruhigerer Musik. Ich lege gerne Musik von Leonard Cohen auf, zu der er sich ins Bett legt und meistens zuhörend einschläft. Aber auch auf Musik, die wir sonst weniger gehört haben, reagiert er mitunter positiv. So legte ich einmal eine CD mit Schlafliedern einer Sängerin auf. Er sah mich an und meinte »Du singst aber schön.« Dabei hatte er Sologesang nie gemocht und Schlaflieder gehörten auch nicht gerade zu der Musik, die er bevorzugte.

Begeistert reagierte er auf eine kleine Spieluhr, die ihm eine Pflegerin mitbrachte. Er konnte durch Drehen die Melodie Yesterday hervorzaubern. Ich glaube nicht, dass er diese Beatles-Melodie erkannt hat, aber es gefiel ihm, dass sein Tun etwas in Bewegung setzte. So wie er noch immer Spaß hat an allem, was sich dreht und schrauben lässt.

Die Beschäftigung der Demenzkranken ist sehr individuell. Jeder liebt die Sachen, die er in seinem langen Leben auch getan hat. Manche lieben die Hausarbeit, helfen in der Küche und bei der Wäsche, manche können sich mit kreativen Aufgaben beschäftigen wie Musik und Malen. Nach meiner Beobachtung lassen sich Männer schwerer beschäftigen. Vielleicht waren sie zu sehr in ihrem Beruf engagiert, vielleicht haben sie kreative Potenziale vernachlässigt. Sie langweilen sich schneller. Herr B. lief oft in der WG herum auf der Suche nach Aufgaben. »Was soll ich denn tun? Ich weiß gar nicht, was ich hier eigentlich soll.« Axel irrte anfangs durch die Zimmer, fragte aber nicht so viel. Er konnte sich leichter mit einem Spielzeug oder auseinanderzuschraubenden Teilen wie Kulis beschäftigen. Zurückzuziehen schien er sich eher, wenn niemand ihn direkt ansprach. Der Pflegedienst gibt sich Mühe, auf alle verschiedenen, persönlichen Eigenheiten einzugehen und neben der Ergotherapie, die einige Bewohner auf Anraten des Arztes verschrieben bekommen haben, Anregungen und identitätsstärkende Beschäftigungen zu vermitteln. Neben dieser Aufgabe liegt das Schwergewicht der Arbeit aber bei der tagtäglichen Grundpflege.

Pflege und Verhaltensauffälligkeiten

Gerade bei Axel entwickelte sich die Grundpflege zu einem großen Problem. Dabei ist das, was sich da tat, durchaus symptomatisch für die Demenz. Nur bei meinem Mann waren einige Symptome ausgeprägter, weil er so jung erkrankte und als trainierter Mann noch über entsprechende Körperkräfte verfügte. Dazu war er von der Persönlichkeit her immer sehr selbständig und freiheitsliebend gewesen und diese Struktur ließ sich ganz schwer mit der Hinnahme von Eingriffen, die er nicht einsehen konnte, vereinbaren.

Schon wieder ist Stuhl in der Hose. Vielleicht jetzt täglich. Er hat alles im Zimmer verschmiert und er verliert es aus der Hose. Aber er ist freundlich. Herr C. pfeift ihn an, als er versucht, sein Saftglas anzufassen. »Das ist meins. Wasch dich erst mal.« Axel ist sehr geknickt, wenn ihn jemand beschimpft. Er möchte doch gemocht werden. Das war er doch immer, der Mittelpunkt der Gesellschaft, der witzig und klug reden konnte. Als Steffi und Stephan zu Besuch kommen, bitte ich sie, mir beim Hose wechseln zu helfen. Axel wehrt sich. »Das ist gemein. Zwei gegen einen.« Er ist wie ein kleiner Junge. So hilflos und machtlos. Stephan und ich halten ihn an den Händen fest. Steffi zieht die Hose herunter. Axel ist völlig eingekotet. Die Beine sind verklebt. Wir müssen auch waschen. Steffi ist stärker als ich. Sie wäscht mutig und Stephan und ich verhindern, dass Axel sich die Hose wieder hochzieht. Weil wir die Unterhose nicht herausbekommen, hole ich die Schere und zerschneide sie. Endlich ist alles weg. Axel zieht die Windelhose an. Er merkt offensichtlich gar nicht, was er da anzieht. Das erste Mal eine Windelhose. Er zieht sich beleidigt in sein Bett zurück. Am nächsten Tag ist Axel sauber, als ich komme. Er strahlt mich an, aber die Ereignisse wirken noch nach. Wir wollen spazieren gehen, denn es ist herrliches Frühlingswetter. Ich möchte ihm die Jacke anziehen. Aber er schimpft, weil er das als Angriff versteht. »Du hast mich zerrissen. Mit dir mach ich gar nichts mehr.« Einen Ärmel lässt er sich überziehen. Der andere hängt über seiner Schulter. Erst als es ihm draußen zu kalt ist, lässt er sich beim zweiten Ärmel helfen. Dann schafft er es alleine, sich den Reißverschluss der Jacke hochzuziehen. Er strahlt. »Guck. Axel kann das.« Es ist rührend. Ich lobe ihn. »Das hast du sehr gut gemacht.« »Ja, ich bin ja nicht dumm.« Er schimpft eine Weile, ich sei eine dumme Kuh. »Wilfried hat mich gefragt, warum du eine dumme Kuh bist.« Er schimpft weiter, bis er plötzlich innehält. »Hat Axel jetzt zu doll geschimpft?« Ich lache. »Ja, Axel hat doll geschimpft, aber das ist ja nicht schlimm. Wenn du dich ärgerst, darfst du auch schimpfen. Ich weiß, dass du mich lieb

hast.« »*Ja, Axel kann sehr hart sein. Wenn er etwas will, dann*
will er das.« »*Ja, das stimmt, manchmal ist Axel hart.«* »*Ja, aber*
ich hab dich lieb. Willst du mich heiraten?«

Die Aggressionen waren immer schwer auszuhalten für mich.
Sie waren letztendlich auch ein wichtiger Grund, warum ich
die Pflege allein zu Hause nicht mehr leisten konnte. Jede Form
der körperlichen Annäherung und Hilfestellung wird von Axel
als Angriff gesehen. Das fing ganz früh an mit den Hilfestel-
lungen beim Anziehen, gegen die er protestierte, dann die Versuche, ihm beim Waschen und Duschen zu helfen, denen er
mit körperlichem Einsatz ein Ende bereitete. Seine Reaktionen
kommen in angespannter Atmosphäre, dann aber wie aus dem
Nichts und unvermutet schlägt er mit voller Kraft zu. Fast jeder,
der mit ihm zu tun hat, hat diese Reaktion schon einmal erlebt.
Ich habe mehrfach blaue Flecken davongetragen, meine Brille
flog durch das Zimmer oder ich selbst verlor das Gleichgewicht
und fiel. Das Personal ist natürlich genauso betroffen. Selbst
wenn man sich vorsichtig nähert und meint, es gehe alles gut
und die Stimmung sei freundlich, kommt immer mal wieder ein
Schlag. Zu Beginn des Einzugs in die WG konnte das Waschen
abgebrochen und verschoben werden. Schwieriger wurde es,
als die Stuhlinkontinenz dauerhaft wurde. Irgendwann am Tag
musste die Hose gewechselt werden, um die Gemeinschaft vor
dem Gestank zu schützen und bei meinem Mann selbst einen
minimalen Hygienestandard zu gewährleisten. Denn ihn selbst
quälte die volle Hose offensichtlich auch, er fasst sich immer
wieder hinein und holte den Kot heraus, den er dann im Zimmer verschmierte. Also wurde vereinbart, dass immer nur drei
Pflegekräfte zusammen ihm die Hose wechseln sollten, zwei
hielten ihn an den Händen fest, beschäftigten ihn und lenkten
ihn ab mit Musik, Spielzeug oder Reden. Der Dritte zog schnell
die Hose herunter und wusch. War das passiert – eine Sache
von wenigen Momenten –, ging es schon viel entspannter wei-

ter. Axel konnte sich auf das Bett setzen, die Windelhose wurde angezogen und dann eine neue Hose. Die zog er selbst hoch.

Nach fast zwei Jahren Aufenthalt in der WG war das Team so eingespielt, dass mein Mann nicht mehr im Zimmer gewaschen werden muss, sondern das Duschen im Bad möglich ist.

Für die wöchentliche Wäsche wurde ein Schlafmittel verabreicht, das ihn so weit dämpfte, dass es das Ausziehen erst des Oberkörpers, dann das Waschen, auch der Haare, ermöglichte. Stück für Stück wurde ganz langsam und immer in Interaktion mit ihm weiter vorgegangen, bis zum Schluss im Bett noch die Fußpflege möglich war. Manchmal war er fröhlich und machte aktiv mit, meistens schimpfte er aber über die Zumutung und war abwehrend. Es war eine lange und gute Zusammenarbeit mit dem Neurologen, der immer wieder an der Einstellung der Medikamente schraubte, bis sie so war, dass ohne Gefährdung für den Pflegedienst gewaschen werden konnte. Der Widerstand wurde zunächst nicht weniger, eine Gewöhnung an die Waschsituation trat lange nicht merkbar ein, sodass immer wieder höher dosiert werden musste. Mit Seroquel gelang die Einstellung dann sehr gut, damit konnte das tägliche Wechseln der Hose bewältigt werden. Unterstützt wurde das wöchentliche Waschen mit Stilnox. Der Pflegedienst mahnte an, dass diese Medikation der richterlichen Zustimmung bedürfe, da es sich um einen freiheitsberaubenden Eingriff handele. Der Neurologe schrieb ein Gutachten über die Situation und ich beantragte beim Amtsgericht, die Medikamente geben zu dürfen. Die Richterin kam zusammen mit einem Arzt vorbei. Sie ließ sich alles zeigen, versuchte, mit meinem Mann zu sprechen, und entschied sehr schnell, dass die Betreuung auf den Bereich der unterbringungsähnlichen Maßnahmen erweitert wird.

Das Waschen war immer das größte Problem der Pflege. Ansonsten war und ist Axel oft liebenswürdig und ausgeglichen. Manchmal zieht er sich zurück in sein Zimmer, macht ständig die Tür auf und zu, um nachzuschauen, was draußen passiert, spielt mit seinem Spielzeug, seinen »Apparats«, wie er sie nennt. Auf das Personal reagiert er durchaus unterschiedlich. Manche sind ihm vertraut. Er begrüßt sie mit Winken und einem »Dich kenn ich schon«. Bei anderen ist er vorsichtiger und schaut erst einmal.

Beim gemeinsamen Essen ist es schwierig, ihn einzubeziehen. In der Zeit zu Hause war es bereits so, dass er meist im Stehen aß. Er lief herum, nahm sich immer mal wieder etwas von seinem Teller, blieb aber nicht sitzen. Das hat sich in der Zeit in der WG geändert. Die Unruhe, der Drang, sich zu bewegen, ist weniger geworden. Manchmal bleibt er längere Zeit sitzen, ohne etwas zu tun, einfach so. Beim Essen muss man ihn mitunter daran erinnern, dass noch etwas auf dem Teller ist, aber er kann allein mit der Gabel oder dem Löffel essen. Das Schneiden mit dem Messer macht ihm Spaß, gelingt aber nicht immer. Seit seiner Erkrankung hat Axel deutlich zugenommen. Er war immer ein sportlicher, sehr schlanker Mann, der nie mehr als 63 Kilo bei einer Körpergröße von 176 gewogen hat. Nun hat er ein kleines Bäuchlein, was eher komisch aussieht, weil es zu seiner sonstigen Körperform nicht recht passen will. Aber er liebt das Süße und der Kuchen nachmittags ist sicherlich seine Lieblingsmahlzeit. Da äußert er schon mal, dass er noch ein Stück von dem Kuchen möchte, oder er greift einfach auf den Teller seiner Nachbarin, die nicht so schnell im Essen ist. Sonst sind seine Äußerungen über Hunger und Durst eher selten. Aber wenn man ihm etwas anbietet, nimmt er es gern. Über das Trinken wird Protokoll geführt, es ist jedoch kein großes Problem. Trinkt er morgens einmal sehr wenig, weil er lange schläft, holt er es nachmittags wieder nach. Allerdings muss man es ihm anbieten, ich bin nicht sicher, ob er danach verlangen würde.

Das Schlafen hat sich auch gut eingespielt. In der Anfangszeit der WG waren die Nächte manchmal unruhig. Mein Mann spazierte durch die Wohnung, ging auch in andere Zimmer, legte sich in andere Betten. Das passiert kaum noch. Ich bleibe oft, bis er sich selbst ins Bett legt. Er hat es gern, wenn ich noch bei ihm sitze. Manchmal kommt ein etwas klägliches »Nicht gleich wieder weggehen.« Aber er schläft sehr schnell ein. Dann gehe ich leise aus dem Zimmer. Wacht er auf, wenn ich die Tür öffne, flüstere ich »Pssst« und er macht die Augen wieder zu. Aber auch wenn ich vorher gehe, ist nur noch eine kleine Ablenkung nötig. Wenn ich nicht mehr sichtbar bin, fragt er auch nicht nach mir. Das Personal versteht es sehr gut, ihn dann abzulenken.

Was können wir tun für einen würdigen Umgang miteinander? Jetzt in der kalten Jahreszeit haben wir wieder das Problem, dass Axel den Mantel nach dem Spaziergang nicht ausziehen will. Am liebsten würde er darin auch schlafen. Mit viel Überredungskunst und Tricks versuchen wir meist zu zweit, den Mantel auszuziehen, bis er resigniert. Aber es zerreißt mir das Herz, ihn so zu sehen, wie er sein ganzes Elend ausdrückt. »Es ist mir peinlich. Hab ich Mist gemacht? Es ist mir peinlich, wie ein kleiner Junge.« Ja, er hat Recht, wie einen kleinen Jungen behandeln wir ihn manchmal. Wir nehmen ihn ernst, versuchen, es ihm recht zu machen. Aber wo ist die Grenze zwischen dem, was wir ihm zumuten müssen, weil es sonst gesundheitsgefährdend ist, und seinen eigenen unkonventionellen Vorstellungen vom Leben? Manchmal ist das, was er mir sagt, so einfach und wahr und doch nicht zu leben. So auch heute Abend, als er mir zum Abschied sagte: »Komm zu mir, setz dich, sonst werden wir wieder getrennt.« Aber ich gehe, weil ich nach sieben Stunden erschöpft bin.

Der Pflegedienst ist sehr bemüht, einen ständigen Kontakt mit den Angehörigen zu halten und die Möglichkeiten einer guten Pflege zu überprüfen. In gemeinsamen Sitzungen werden die Pflegeprotokolle durchgegangen, Schwierigkeiten aufgezeigt und neue Ideen erwogen. So wird die Ebene des Vertrauens vergrößert. Das Gefühl »Ich als Angehöriger kenne doch die Geschichte, die Eigenheiten, die Vorlieben am besten« steht der Professionalität und Pflegeerfahrung gegenüber. Beide Bereiche können und müssen sich ergänzen und das geht nur in vertrauensvollem Miteinander. Diese gemeinsamen Sitzungen sind ein gutes Fundament dafür.

Die Weiterentwicklung der Demenz

Gedächtnis und Kognition

Ausfälle des Kurzzeitgedächtnisses sind im Allgemeinen die ersten Anzeichen der Alzheimer-Krankheit. Der Verlust des Gedächtnisses erfolgt nicht abrupt, sondern ganz langsam, schleichend. Beim Neurologen kann er u. a. mit dem MMST überprüft werden. Es werden Fragen gestellt wie: Wann vergisst der Patient sein Geburtsdatum, wann das Tagesdatum, wann die Adresse, wann seinen Beruf? Mein Mann hat Daten sehr schnell vergessen. Er wusste nicht mehr, wann er irgendwo gewohnt hat, wann wir Reisen wohin gemacht hatten, wie alt seine Eltern waren und er selbst, wann er Examen gemacht hatte. Irgendwann kam dazu, dass er sich an die Tatsachen selbst auch nicht mehr erinnerte. Lange blieb im Gedächtnis, dass er Arzt war. Manchmal taucht es auch jetzt noch wie eine Insel im Meer des Vergessens auf: »Bin ich ein guter Arzt?« Manchmal spielt auch die Ärztekammer eine Rolle, die lange in seinem Bewusstsein die Instanz war, die alles geregelt hat, die für seinen Unterhalt zuständig war, die aber auch als Drohung herhalten musste: »Wenn du das nicht tust, geh ich zur Ärztekammer.« Der Beruf ist für meinen Mann ganz wichtig zur Selbstversicherung gewesen. Darüber hat er vielleicht mehr Bestätigung erfahren, als ich geahnt habe.

Orte spielen in der jetzigen Erinnerung keine Rolle mehr. Bis zum Tode seiner Mutter vor zwei Jahren war Bielefeld noch ein Begriff. Heute ist das Wort verschollen. Auch bei anderen Orten wie Tübingen, Freiburg, Buchholz, Lüneburg – Orte, zu denen er einen engen Bezug hatte – kommt nur ein fragender Blick. Nur Deutschland, Hamburg und Nienstedten sind Orte, die ihm noch etwas sagen. »Ja, ich bin Deutscher. Ich bin in Hamburg geboren. Haben wir ein Haus in Nienstedten?« Das sind Aussagen, die lebendig sind.

Wenn wir sein Fotoalbum ansehen mit den Bildern seiner Kindheit, blitzt keine Erinnerung auf. Er erkennt seine Großeltern und Eltern nicht mehr. Auch die Geschwister auf dem Foto sind ihm fremd. Seltsamerweise scheint er aber Strukturen zu erkennen. Auf seiner Fensterbank steht ein Foto seiner Eltern. Ich sage zu ihm: »Schau mal, da sind Papi und Mami.« »Nein«, antwortet er »das ist nicht Mami. Bei uns heißt das Hanna.« Wollte er mir sagen, dass eine so enge Beziehung wie zwischen seinen Eltern auch zwischen uns besteht? Oder ist die Beziehung zwischen uns so wie zwischen ihm und seiner Mutter? Oder interpretiert man in diese Aussage zu viel und er kann einfach die Namen nicht mehr auseinanderhalten?

Besuchen ihn Freunde oder Verwandte, sieht man an seiner Reaktion deutlich, ob er sie erkennt. Manche lacht er mit offenem Gesicht an und strahlt. Noch beherrscht er die üblichen Begrüßungsfloskeln. »Wie geht es dir? Schön, dass du da bist. Dich habe ich lange nicht gesehen.« Freunde, die ihn nicht so häufig besuchen, werden immer weniger erkannt. Manchmal reagiert er freundlich, weil er wohl ahnt, dass er das Gesicht kennt, manchmal verunsichert, weil ihm eine Zuordnung fehlt. Als ihn sein Schulfreund nach fast einem Jahr kürzlich wieder einmal besuchte, reagierte er befremdet, wich aus, wandte sich ab, kam aber nach kurzer Zeit wieder, setzte sich dazu, schaute aufmerksam und wurde allmählich gesprächig, als ob langsam ein Bild aus der Erinnerung auftauchte. Ganz sicher war es aber auch beim Ende des Besuches nicht. Namen spielen inzwischen keine Rolle mehr. Selbst bei dem Namen Hanna ist die Zuordnung nicht mehr eindeutig. Er fragt mich: »Ist Hanna deine Freundin?« »Nein, ich bin Hanna, Ich bin deine Freundin.« »Das hättest du mir aber längst sagen können« ist seine Antwort.

Die Orientierung in der Zeit ist ebenso unmöglich wie die örtliche und situative Orientierung. Zeit ist ein verschwommener Begriff geworden. Morgens, abends, nachts – es spielt keine Rolle. Das gilt nicht nur für Axel, auch andere Mitbewohner haben keine Verständnis mehr für den Tagesrhythmus. Eine Bewohnerin begrüßt die Runde nach dem Mittagsschlaf: »Guten Morgen, jetzt möchte ich meinen Frühstückskaffee.« Aufstehen ist eben identisch mit Frühstück. Axel benennt die Tageszeiten fast gar nicht mehr, sie haben auch keine Bedeutung. Er schläft, wenn er müde ist, er isst, wenn er Hunger hat, er läuft, wenn er Bewegung haben möchte. Ein wenig lässt sich der Rhythmus von außen steuern, aber im Wesentlichen muss sich die Umwelt ihm anpassen.

Abstraktes, differenziertes Denken ist verloren gegangen. Dabei ist schwer zu entscheiden, ob der Verlust der Sprache oder des Denkvermögens vorrangig ist. Manchmal ist erkennbar, dass einfachste logische Operationen nicht mehr vollzogen werden können, andererseits sieht man demente Menschen sich quälen, weil sie etwas ausdrücken wollen und nicht mehr verstanden werden. Sicher ist: »Denken – hier und im Folgenden primär im Sinne von analytischem, schlussfolgerndem, logische Operationen vollziehendem Denken verstanden – ermöglicht ein Zurechtkommen im Alltag und im Leben. ... Ein Mensch mit Demenz beherrscht diese Art des Denkens nicht mehr (oder nicht mehr in gewohntem Maße). Das Geschehen um ihn herum genau einzuordnen wird ihm nur selten gelingen«. [4]

Ein Beispiel für das plötzliche Abbrechen einer sinnvoll eingeleiteten Handlung erzählte mir eine Altenpflegerin. Sie hatte ihren Hund mitgebracht und ging mit Axel spazieren. Er freute sich daran, dass der kleine Hund bei ihm blieb und ihm folgte. Offensichtlich erinnerte er sich plötzlich, dass es dem Hund Freude machen würde, ein geworfenes Stöckchen zu finden und wiederzubringen. Er suchte am Boden, bückte sich und hob ganz behände ein kleines, geeignetes Stöckchen auf. Als er sich aufrichtete, schaute er das Stöckchen in seiner Hand an und wusste nicht mehr, was er damit anfangen wollte. Er begann, selbst darauf herumzubeißen. Der Sinn dieser Handlung war in diesem kurzen Moment verloren gegangen und auch nicht durch ein Gespräch wiederzuholen.

Andererseits sind die Worte oft durch eine besondere, ihnen innewohnende Logik geprägt. Als ich mit Axel bei kaltem Wetter spazieren gehe, hat er nur Sandalen an. Ich frage ihn nach einiger Zeit: »Hast du keine kalten Füße?« Er sieht versonnen an sich herunter und antwortet: »Nein, die sind ja zu zweit.«

Wie bei fast allen Mitbewohnern gelingen auch Axel die einfachsten Operationen nicht mehr. Ganz tief verankerte Bewegungen wie das Essen mit Besteck oder das Anziehen eines

4. *Wißmann, Peter und Reimer Gronemeyer: Demenz und Zivilgesellschaft – eine Streitschrift. Frankfurt a. M.: Mabuse-Verlag 2008, S. 53*

Mantels können meistens noch ausgeführt werden. Aber auch hier gibt es Abstufungen und die Patienten agieren sehr unterschiedlich. Einer braucht Hilfe beim Essen, indem man es ihm zum Mund führt, der andere holt mit den Händen von den Tellern, was ihm schmeckt. Eine Frau, die kaum noch sprechen kann, zieht sich an und kleidet sich, wie sie sich schön findet. Flirtet auch gerne mit den jungen Pflegern. Andere können ihr Essen zerkleinern und haben Sprichwörter auf den Lippen. Das Fortschreiten des Gedächtnisverlustes ist nicht gleichmäßig. Auch wenn sich die Bilder der Schwierigkeiten ähneln, verläuft der Verlust der Fähigkeiten bei jedem Dementen in ganz persönlicher Art. Gerade bei dem, was der Einzelne noch gerne tut, womit man ihn locken und beschäftigen kann, gibt es große Unterschiede. Einige Frauen haben auf ihren Betten Puppen und Stofftiere. Sie nehmen sie gerne in den Arm und schmusen mit ihnen wie mit Babys. Wenn Axel an den offenen Zimmertüren vorbeikommt, sagt er nur: »Das ist das mit den Kindern.« Puppen interessieren ihn nicht, auch keine Stofftiere. Ihn interessiert, was sich bewegt und dreht. Eine Spielzeugbohrmaschine, Spieluhren, große Schrauben, eine Luftpumpe, Küchengerätschaften, die auseinanderzunehmen sind. Eine Holzkiste in seinem Zimmer nimmt alles auf und er holt sich immer neue Teile, die er dann sogar mit in sein Bett nimmt und gut unter seinem Kopfkissen versteckt, damit sie ihm niemand wegnehmen kann. Inzwischen liebt er auch einfaches Babyspielzeug in leuchtenden Farben, wenn sich dabei irgendetwas tut. Ich habe ihm weiche, mit Frottee überzogene Teile mitgebracht, in denen ein Magnet versteckt ist, sodass sie sich gegenseitig anziehen. Er ist ganz stolz und zeigt, wie sie sich aufeinander zu bewegen.

Ganz besonders beliebt sind Kulis, die man auseinandernehmen kann. Da vieles von dem, was er in den Händen hat, auch in den Mund genommen wird, muss das Pflegepersonal aufmerksam sein, um gefährliche Situationen zu verhindern.

Es geht nicht immer und so geschieht es eben, dass der ganze Mund blau ist durch die zerkaute Kulimine oder das angebissene Stück Seife ausgespuckt werden muss. Schwierig wird es, wenn die Situation gefährlich wird und der Kranke nicht durch Einsicht zu Verhaltensänderungen kommt, wie z. B. als Axel eine Dose Stecknadeln entdeckte und damit spielte. Die Verständigung kann schnell schwierig werden und eskalieren. Nur mit Geschick und Ablenkung kann die Situation dann entschärft werden. Manchmal muss man eben schnell etwas entfernen, um größeren Schaden zu vermeiden. Reden und erklären, dass etwas gefährlich ist, führt zu nichts. Einsicht ist nicht zu erwarten.

Gern nimmt Axel einzelne Teile und zählt sie. Bis zehn klappt das Zählen noch gut, dann geht es ein bisschen durcheinander und er überspringt schon mal eine Zahl. Das Lesen der Zahlen übt er überall, wo es möglich ist, meist an Autoschildern oder Hausnummern. Einzelne Zahlen sind problemlos, zweistellige werden manchmal verwechselt, bei vierstelligen wird meist geteilt und in Zweiern gelesen. Das Zählen scheint aber ein Relikt des Gedächtnisses zu sein. Ob eine Zahl höher oder niedriger ist als eine andere, erkennt er nicht mehr.

Sprache

An der sprachlichen Entwicklung zeigt sich die Krankheit sehr deutlich. Ich habe ein typisches Gespräch zwischen meinem Mann und mir im siebten Jahr nach der Diagnose aufgezeichnet. Wir gehen in der Wohnung spazieren, gehen den langen Gang entlang, halten uns an den Händen, geben von Zeit zu Zeit Küsschen und reden miteinander so, wie es eben noch geht. Axel redet mehr als ich, weil er es ist, der die Unterhaltung bestimmt, weil er sich mitteilen möchte und weil er meine Worte oft gar nicht mehr versteht. Selten ergreife ich die Initiative und schneide ein Thema an, etwa, wenn ich versuche zu erzählen, wer mich besucht hat. Meist stoße ich auf Unverständnis.

Gespräch mit Axel am 26.7.2010 beim Laufen in der Wohnung zwischen Zimmer und Balkon, der nass ist vom Regen.

A.: Und die Hanna, die muss essen. Die macht das schön und die macht das sehr nett, wenn sie was macht. Hast du sie nie gehabt?

H.: Doch ich kenne sie auch.

A.: Können wir heute oder müssen wir, müssen wir unter? Muss ich da was?

H.: Nein, du musst nichts machen.

A.: Darf ich das machen? Darf ich das mal ausprobieren? Du hast doch gesagt, dass es besser ist, dass es besser ist mit Wilfried, mit Wilfried ... nee, warte mal, warte mal. Hanna, ich wollte auf dich, dass wir, du schnell kommst, wo es fröhlich ist für dich. Wie ist das?

H.: Das ist gut.

A.: Nein, haben, haben die andern das nicht?

H.: Doch, haben die auch.

A.: Das erste ist erst mal der Apparat, der Aparei. [Bezeichnung für vieles. Hier seine Spielzeugbohrmaschine. Er sprich es mit englischen Akzent] Hanna, wir auch mal ... [unverständlich] und wenn wirs nicht wollen, dann sag Bescheid. Ich möchte dir helfen. Soll ich das machen?

H.: Da freu ich mich.

A.: Da, was sie da oben haben. Axel. Ist das Axel? [zeigt auf das Namensschild auf seiner Tür]

H.: Da steht Axel. Das steht an deiner Tür.

A.: Was wolltest Du?

A.: Da steht Axel an deiner Tür.

A.: Hanna, das ist aber lieb, dass ihr da seid und dann kann man sich hinsetzen oder man kann arbeiten. Und der kleine Apparat, der ist viel besser, nicht?

H.: Hmm.

A.: Hanna, Hanna und wir, wir können und wir zwei haben und wir sind … und sie wissen. Was sie machen. Kommst du mit?

H.: Ich komm mit.

A.: Nein. Lass mal. Hier gibt mal dein, gib mal dein Pfötchen her. So.

H.: So ungefähr.

A.: Nein, da möcht man mal. Wir sind jetzt in Hamburg. Das ist ja nicht weit weg. Ist das der Chef …

H.: Nee, das ist nicht der Chef..

A.: Hanna, ich glaub, wir müssen ihn noch ein bisschen. Nee, ich muss hie [unverständliches Wort][wir gehen auf den Balkon]

H.: Ja, da ist es nass. Da hat es geregnet.

A.: Ja.

H.: Da kann man noch gar nicht wieder auf den Balkon. Da ist es nass.

A.: Da soll doch nichts. Und du bist wunderschön. Wunderschön … Es ist wunderschön mit dir.

H.: Danke schön, mein Axel. Das ist aber nett, dass du das sagst.

A.: Da ist wieder der Nächste.

H.: Ja, da ist der Nächste. Da sitzen auch die anderen. Die sitzen da noch am Kaffeetisch.

A: Nein, nein. Aber hier ist der kleine Apparat, Apparat. Und dreh doch mal. [nimmt ein Handtuch, das zum Trocknen hängt]

H.: Ja, da ist ein Handtuch. Zum Trocknen.

A.: Nein mehr.

H.: Mehr?

A.: Das muss man.

H.: Ich komm auch.

A.: Nein, über diese Sache haben wir nun, das ist langsam, langsam. Was willst du denn? [aggressiver]

H.: Ich bin doch bei dir.

A.: Das sind diese Weißen, die Weißen. Müssen wir da runter-rutschen?

H.: Nein, da müssen wir nicht rein.

A.: Und hier, mein Etri [?] Mein Etri, mein Etri, ist schon alles viel besser.

H.: Ja.

A.: Und lassen sie uns nicht mehr runter?

H.: Doch, natürlich.

A.: Hanna, wir müssen mal gucken, wie wirs machen und wies kommt.

H.: Ja, da gucken wir mal.

A.: Nein, Hanna, Hanna, keine Aufregung, nein nein. [steht an der Schiebetür zum Badezimmer]

H.: Ja, da kann man die Tür zumachen zum Badezimmer.

A.: Ist es richtig, oder müssen, müssen wir ordentlich.

H.: Ja, das ist richtig. Ist in Ordnung.

A.: War hier unser? Das kennst du ja schon. [geht in sein Zimmer]

H.: Ja, guck, wir können uns hier hinsetzen. Guck, hier ist ein Sofa für uns.

A.: Warst du denn auch … [unverständliches Wort] oder willst du irgendwo was machen?

H.: Hmm?

A.: Ich will dich doch nur noch fragen. Wie ist das, wie läuft es denn?

H.: Läuft gut.

A.: Nein, das machen wir und dann können wir schöne Touren. Wollen wir das mal machen?

H.: Schöne Touren machen? Wir beide?

A.: Ja, ich will dich, ich will dich, ich will dich nicht ärgern. Ich wollte nur für dich und mich. Das du. Du bist die schönste Frau der Welt. Was sagst du dazu?

H.: Danke, ich freue mich, wenn du das sagst.

A.: Jetzt müsste doch eigentlich, wo steht Wilfried. Nee, der hat wieder alles runtergezogen. Das kann man nicht wieder weglegen.

H.: Das ist nass geworden, nicht?

A.: Hast du dein erlte ...[unverständliches Wort]

H.: Nein.

A.: In der Mitte, das ist der Chef. Der Braune, nicht. Hast ihn gesehen. Hanna, Hanna, unsere Frau ist ein bisschen outwaffen [erfundenes Wort] und untereinander. Und wenn das wiss [?] ist, sag Bescheid, und sag und ich hab auch eine Elektik, eine Elek.

H.: Du hast auch eine Bohrmaschine.

A.: Nun komm mal, wie machens wir weiter? Hast Du mich gerade schon wieder rausgeholt. [Ich bin an seinen Fuß gestoßen]

H.: Entschuldigung, hab ich dich ein bisschen gestoßen. Das wollt ich nicht. Das war nur, weil ich ein bisschen gestolpert bin.

A.: Und wie ist es. Und wenn wir unsere Autos. So was stört nicht.

H. Nein, das stört gar nicht. Das ist alles in Ordnung.

A.: Hanna, Hanna, wollen wir zusammen fahren?

H.: Hmm.

A.: Wie lange sind wir noch da?

H.: Solange wir wollen.

A.: Da geht der Chef. Das ist der Chee. Das ist der Chee. Der Große. Hanna, Hanna, wir müssen den größten hier. Darf ich dir das sagen?

H.: Das hier ist ein Handtuch, nicht?

A.: Nein.

H.: Das ist sauber.

A.: Nein, das hat mir Wilfried gesagt. [unverständlich] Der weiß das nämlich. Wo bist du? Bei Wilfried? Bei Wilfrad? Wo ist denn Hanna?

H.: Ich bin hier.

A.: Wo ist Hanna?

H.: Ich bin hier bei dir.

A.: Wo denn?

H.: Hier bin ich.

A.: Was machst du?

H.: Hier bin ich.

A.: Was denn?

H.: Ich lauf mit dir rum.

A.: Ich würde mit dir. Ich liebe dich und freu mich, dass es dir schön ist. Was sagst du dazu?

H.: Ich freu mich.

A.: Hast du das gehört, dass wir das gehört haben? Ist das nicht oben Axel. Das ist ja Axel.

H.: Das ist Axel.

A.: Das ist Axel. Hanna, wir müssen noch, hier bei uns ist es doch zu zweit. Und müsste doch eigentlich. Ich habe auch. Ist eigentlich gut. Aber du wolltest noch ein bisschen schlafen.

H.: Nein, jetzt will ich noch nicht schlafen. Jetzt will ich mit dir noch ein bisschen laufen.

A.: Nee, das geht, das geht ja sowieso nicht.

H.: Ich komm mit.

A.: Nein, hier da, wo sie sich hochge... [unverständlich], nein das ist es ja mittel, mitteldrin. Hast auch gesehen?

H.: Ja

A.: Können wir es tun oder müssen wir temalien[erfundenes Wort] das ist immer nicht schön, das ist nicht so schön, nicht.

H.: Nee.

A.: Nee, ich auch nicht. Hanna, hier sind die Tiere. Animen, Animen [erfundenes Wort] Dürfen wir da rein gehen?

H.: Ja, da dürfen wir reingehen. Ist nur ein bisschen nass. [auf dem Balkon]

A.: Hanna, ist das ne gute Schöne oder ne böse?

H.: Ne gute.

A.: Na, haben wir hier was hochgeholt? Hanna, es regnet von allen Seiten. Komm mal gleich mit. Kommst du mit?

H.: Ja.

A.: Das kriegen wir doch zu zweit zusammen.

Das Verstehen des anderen ist immer schwieriger geworden. Abstrakte Sachverhalte werden gar nicht mehr wahrgenommen, entweder wird der Satz ignoriert oder es kommt mehrfach die Frage »Wie bitte?« oder »Was sagst du?«. Manchmal ist es aber auch so, dass wie ein Blitz eine kleine Erinnerung aufkeimt. Als ich komme und Axel mich sehr griesgrämig ansieht, sage ich zu ihm: »Du hast aber ein Doppelmördergesicht.« Daraufhin strahlt er mich an: »Das hast du von mir.« Ja, tatsächlich, das war immer sein Ausdruck und ich habe ihn übernommen. Ein Glücksmoment.

Manchmal sind auch sinnvolle Gespräche möglich. »Schade, dass das Leben so kurz ist.« Axel spricht von seiner Tante. Ich erzähle, dass ich mit ihr telefoniert habe:

»Wo ist sie jetzt?«

»In Birkenfeld.«

»Können wir da mal hinfahren?«

»Ja, das machen wir mal.«

»Hast du mit ihr gesprochen?«

»Ja, ich habe mit ihr telefoniert.«

»Hat sie nach Axel gefragt?«

»Ja, sie hat gefragt, wie es dir geht.«

»Ja, sie hat immer an Axel gehangen. Geht es ihr gut?«

»Ja, sie ist gesund.«

»Das ist schön. Wie alt ist sie?«

»Ich glaube 85.«

»Oh, das ist ja ganz schön alt. Und sie ist nicht dement? Sie war immer ganz gut im Kopf. Glaubst du, dass wir so alt werden?«
»Das liegt nicht in unserer Hand.«

Solche klaren Gespräche sind selten geworden, aber manchmal sind sie noch möglich. Erstaunlich ist die häufige Frage, ob jemand dement sei, vielleicht, weil er in der WG das Wort häufig hört. Mit anderen Krankheiten kann er oft nichts mehr anfangen. Er fragt sonst nur noch: »Hast du Schmerzen?« Das ist eine Aussage, die er nachvollziehen kann. Es gilt beim Gespräch immer: je konkreter, desto verständlicher.

Aber auch bei einfachster Sprache kann es zu Missverständnissen kommen. »Wo willst du denn hin?« »Ich bleib hier.« »Ins Klavier?« oder »Wer ist der Schönste?« »Du natürlich.« »Donatan – wer ist denn das?« Ein anderes Beispiel: »Ich komme gleich.« »Nein, ich will keine Leich.«
Lange gelingt es meinem Mann, bei der Suche nach Worten einen Ausweg zu finden. Als ich ihn filmen will, fragt er: »Willst du mich auf...? Willst du mich auf...? Willst du mich klick?«

Manchmal verliert Axel sich selbst in seinen Worten. Er erfindet etwas und wundert sich selbst. Ich denke, er will etwas sagen, merkt, dass es nicht ganz richtig, aber nahe daran ist und wundert sich. Interessant finde ich nicht, dass Paraphrasien entstehen, interessant ist dabei, dass er es manchmal noch registriert.
»Bist du hinternant... internant. Bist Du ein Internant? Weißt du, was das ist ein Internant?«
»Nein, das weiß ich nicht.« Er lacht. »Ich auch nicht.« Er wollte eigentlich »interessant« sagen, fand aber das Wort nicht, sondern veränderte es lautlich. Wie auch diese Äußerung: »Und zwei wollen weg, die haben schon geschimpfelt. Du bleibst hier. Ich freu das.«

Um Gespräche zu ermöglichen, sollte man sich an einfache Prinzipien der Kommunikation halten:

»1. langsam sprechen
2. ca. zwei Wörter pro Sekunde sagen
3. kurze Sätze
4. konkrete Sätze
5. Über Dinge sprechen, die unmittelbar vorhanden sind. Die Dinge sollen sichtbar, hörbar, fühlbar, schmeckbar oder riechbar sein
6. einfache Sätze, keine Fremdworte, keine doppeldeutigen Wörter
7. Ein Gedanke pro Satz
8. nach jedem Satz eine Sprechpause einlegen.«[5]

Aber auch bei allem Bemühen wird die Verständigung mit zunehmender Demenz immer schwieriger. Es entstehen Schwierigkeiten bei grammatischen und semantischen Strukturen. In der Grammatik gilt das vor allem bei den Verbformen. »Du willst mich umbringen und wenn du mich dann umgebrochen hast.« »Das habe ich dir gehilft.« »Ich will nicht sterben. Aber ich muss sterben. Ich glaube, ich bin schon gesterbt.«

Semantische Fehler sind oft durch Verschiebungen in inhaltlich angrenzende Bereiche geprägt. Als wir auf einer Bank sitzen und er die vielen Zigarettenkippen am Boden sieht, sagt er »Hier haben sie aber gesoffen«. Das Wort rauchen fällt ihm nicht ein. Beim Spazierengehen nimmt er wie üblich meine Hand, bleibt aber mit seinem kleinen Finger an meiner Armbanduhr hängen. »Warum reißt du mir die Beine aus?«, schimpft er. Er weiß, dass es sich um Gliedmaßen handelt, verwechselt aber Finger und Beine.

5. Böhme, Gerhard: *Förderung der kommunikativen Fähigkeiten bei Demenz. Bern: Huber 2008, S. 85*

Bei anderen Gegenständen fallen ihm die Begriffe nicht ein und er erfindet neue Wörter. Die Metaller für Schlüssel, Stinkapparat für Nase. »Ich habe mich eingelettert« für dreckig gemacht. Manchmal sind es Worterfindungen, zu denen ich keine Verbindung herstellen kann, manchmal sind es nur Veränderungen eines Wortes wie Klette statt Kette oder Bösigkeit statt Bosheit. Manchmal entstehen kreative Wortschöpfungen, die mich ganz weich werden lassen. So sagte er eines Abends: »Jetzt wollen wir uns besüßen.« Ich wusste natürlich sofort, was er meinte. Er wollte mir etwas Gutes tun und erfand ein neues Wort, das es treffend widerspiegelte. Beim Schimpfen ist er besonders erfindungsreich: »Du bist ein Stinketter.« »Du bist eine Sau. Du bist ...? Du bist eine Doppelsau!« Oder: »Du Zwerg, du Zwerg, Du bist eine Pflaume. ... Du bist ein Pflaumenzwerg.«

Manchmal ergänzt er die Sätze durch die Körpersprache: »Ich glaube, Axel ist nicht mehr so gut. Er muss mal so was machen« und macht dazu eine Bewegung, als trainiere er mit Hanteln.

Natürlich gelingt es ihm nicht immer, sich verständlich zu machen. Oft sind die Wörter nicht zuzuordnen, wie in dem aufgezeichneten Gespräch erkenntlich, oder er verwendet einen Begriff für vieles wie Apparat, Auto oder Haus. Diese können für technische Geräte stehen, aber auch schon mal für Flugzeuge, Wolken oder Bäume. Wenn er auf etwas zeigt, ist eindeutig, was er meint, ansonsten versuche ich, es zu erraten und bleibe mit meiner Antwort unbestimmt.

»Unverständliche Äußerungen von Menschen mit Demenz sind nicht bedeutungslos. Grundsätzlich sollten Sie ganz im Gegenteil davon ausgehen, dass hinter jeder Äußerung eine subjektiv sinnvolle Botschaft steckt – und dass es Ihre Aufgabe ist, danach zu suchen. In diesem Sinne müssen Sie sich aktiv darum bemühen, die Welt aus der Perspektive der Betroffenen zu betrachten. Schlüpfen Sie in die Rolle des Übersetzers oder verbalen Detektivs, der Herz und Verstand daransetzt, das Gesagte zu entschlüsseln«. [6] Es ist nicht einfach, Axel zu verstehen, aber es ist beglückend, wenn es gelingt. Es ist schön, ihn strahlen zu sehen, wenn er sich verstanden fühlt.

Denn natürlich wird die Sprache immer ärmer und seit den ersten Wortfindungsschwierigkeiten der Anfangszeit sind erhebliche Defizite dazugekommen. Die Sprache wird immer weniger differenziert. Hund, Katze, Vogel sind meist nur noch Tier. Der Wortschatz ist sehr klein geworden. Die Gespräche drehen sich meist um dasselbe: Situation in der WG, Ängste und Traurigkeit: »Ein paar haben mich fallen gelassen. Da war ich ganz traurig.« Aber auch Fröhlichkeit und Freude über das Zusammensein: »Wir beide – uns geht es doch gut. Und das ist das, was man sieht und freut sich darüber.« »Das ist das Schönste, wenn du kommst. Jetzt haben wir alles, was wir brauchen. Wenn du nicht da bist, sind wir ganz traurig.« »Wenn du da bist, ist ein Stück Goldheit. Wenn du nicht da bist, fehlt mir das Leben.«

Ein Gespräch mit Axel gelingt, wenn man sich ihm ganz zuwendet. Er beansprucht mich total, sobald er mich sieht. Er kommt strahlend auf mich zu, nimmt mich in den Arm und fängt an zu sprechen. Ich muss ihm zuhören und antworten. Nichts darf mich ablenken, sonst fängt er an zu zerren: »Komm mit. Komm mit.« Irgendwohin, wo uns niemand stört. Manchmal kann ich mich nicht gleich darauf einlassen, sondern denke, ich muss erst noch schnell dem Pflegepersonal etwas sagen, muss schnell noch etwas organisieren oder ablegen. Es ist gelegentlich gut, wenn er in seinem Zimmer ist und ich mich vorsichtig, nach

6. *Sachweh, Svenja: Spurenlesen im Sprachdschungel. Kommunikation und Verständigung mit demenzkranken Menschen. Bern: Huber 2008, S. 38*

meinem Rhythmus nähern kann. Wenn ich mich ganz auf ihn einlasse, läuft alles viel besser. Ich gebe die Hektik und den Zeitdruck an der Tür ab und lasse mich von seinem Sprechen treiben. Schnell geht dabei gar nichts. Weder das Sprechen noch das Bewegen. Vor und zurück und immer wieder dasselbe. Man spürt die Entschleunigung ganz konkret.

Mir scheint, die Fähigkeiten sind von der Tagesform abhängig und vollziehen sich nicht linear. Ich kann der Feststellung nur zustimmen: »Eine Zeitlang ging man bei der Alzheimer-Krankheit davon aus, dass sich das gleichmäßige Fortschreiten der Erkrankung auch in der Abnahme der sprachlichen Kompetenz regelhaft abbildet: zuerst seien semantische, dann syntaktische und schließlich, im Endstadium, phonologische Defizite zu beobachten. Als grobe Orientierung mag solche Reihenfolge dienlich sein. Die Erfahrung lehrt aber, dass die Patienten in aller Regel eher »atypische« als »typische« Verläufe aufweisen und deswegen auch die Entwicklung der Defizite im sprachlichen Bereich gleichermaßen wohl eher atypisch verlaufen dürfte«. [7]

Lange bevor sich diese Verarmung der gesprochenen Sprache bemerkbar machte, waren Schwierigkeiten beim Schreiben und Lesen festzustellen. Die Handschrift war nie gut zu lesen gewesen, aber nach ungefähr zwei Jahren wurde sie unleserlich und nach ungefähr fünf Jahren konnte Axel auch seinen Namen nicht mehr schreiben. Als im Frühjahr 2009 ein neuer Personalausweis ausgestellt werden musste, blieb das Feld für die Unterschrift leer. Er konnte nicht motiviert werden, irgendeinen Strich zu ziehen. Obwohl er den Kuli noch als Schreibmittel erkennt und damit soweit umgehen kann, dass er auf dem täglich geführten Trinkprotokoll seinen Namen erkennt und manch-

7. *Grutzmann, Hans und Thomas Brauer: Sprache und Demenz. Idstein: Schulz-Kirchner 2007, S. 2*

mal unterstreicht. Das Schreiben von Buchstaben allerdings gelingt nicht mehr. Beim Lesen ist es anders. Einen langen Text kann er schon lange nicht mehr lesen. Aber auch jetzt, nach sieben Jahren, liest er mit Begeisterung Straßenschilder oder Beschriftungen auf Autos. Es klappt nicht immer ganz, oft spricht er die Worte nur verstümmelt aus. Aber einzelne Buchstaben erkennt er. »Beim Lesen braucht man zunächst die Merkfähigkeit, wie auch bei allen anderen Kulturtechniken, aber dann wird dies automatisiert und die Buchstaben können schnell abgerufen werden. Die Buchstaben werden im Langzeitgedächtnis gespeichert. Beim Lesen muss man allerdings die Fähigkeit des Buchstabenerkennens und die Fähigkeit des Sinnerkennens – wie bei der Sprache – unterscheiden«. [8]

Wahrnehmung und Sinne

Am auffälligsten scheint mir die Entwicklung der Selbstwahrnehmung zu sein. Sehr früh schon, bei einem Besuch bei seiner Mutter, stand Axel am Fenster und winkte sich selbst zu: »Komm doch rein!« In der Dunkelheit spiegelte sich sein Bild und er erkannte sich selbst nicht mehr. Er reagierte aber meist freundlich auf sein Spiegelbild, winkte ihm zu, redete mit ihm und meinte zu sich selbst : »Jetzt musst du aber auch mal was sagen.« Einmal fragt er, als wir zusammen sein Spiegelbild sehen: »Ist das dein Freund?« Auch wenn wir zu zweit vor einem Spiegel standen, erkannte er uns beide nicht. Es hieß dann nur: »Da stehen zwei Leute. Ich glaube, die kenne ich.« Wenn wir an die Haustür der WG kamen, konnten wir uns in der Glastür sehen. Er sagte oft: »Da sind schon welche. Da gehen wir rein.« Selten reagiert er ungehalten, wenn er sich sieht. Aber auch das kommt vor. »Was guckst du denn so blöd? Gleich kriegst du eins in die Schnauze.« Er fasst den Spiegel an und dreht sich

8. Schaade, Gudrun: Demenz. Heidelberg: Springer 2009, S. 22

irritiert weg. Dann fragt er sein Bild: »Hast du was gefunden?«
Zu mir gewandt sagt er: »Er hat nichts gefunden.«

Vor dem Parkplatz der WG standen einige Autos. Axel wollte
sehen, ob jemand darin saß. Er ging von Auto zu Auto, kam
zurück und sagte: »Da sitzt überall der Gleiche drin.« Er sah in
der Glasscheibe immer nur sich selbst. Er erkannte sich nicht,
aber auch die Tatsache, dass ja eine Person nicht mehrfach da
sein konnte, irritierte ihn offensichtlich nicht.

Das Erkennen von Gesichtern bereitet offensichtlich vielen Demenzkranken im fortgeschrittenen Krankheitsstadium Schwierigkeiten. »Das kann dadurch bedingt sein, dass ein Gesicht aus
vielen visuellen Einzelheiten zu einem Gesamtbild zusammen-
gesetzt werden muss. Das ist eine enorme Gedächtnisleistung,
zu der die Patienten in diesem Stadium oft nicht mehr in der
Lage sind«. [9]

Beim Spazierengehen bleibt mein Mann vor einem Plakat stehen, das für ein Konzert mit Konstantin Wecker und Hannes
Wader wirbt. Er winkt ihnen freundlich zu: »Hallo, das ist
schön, dass Sie da sind. Es war schön, mit Ihnen zu arbeiten.
Danke, nett von Ihnen.« Er geht langsam weiter und flüstert
mir zu: »Wer waren die beiden?« Es fällt ihm schwer, zwischen
Bild und wirklicher Person zu unterscheiden.

Trotzdem ist das Erkennen der wirklichen Person einfacher.
Mein Mann strahlt, wenn ich komme. Er erkennt mich eindeutig schon von weitem, kann auch meinen Namen zuordnen. Ich
bin immer Hanna, nur dieser Name wird inzwischen auch für
andere übernommen. Auch seine Schwester wird freudig be-

9. Breuer, Peter: Visuelle Kommunikation für Menschen mit Demenz.
   Bern: Huber 2009, S. 35

grüßt. Am besten ist es, wenn man selbst lachend auf ihn zukommt und sich freut, ihn zu sehen. Dann ist es sehr einfach, Zugang zu ihm zu bekommen. Freunde, die ihn nicht so häufig besuchen, erkennt er immer weniger. Manchmal reagiert er freundlich, weil er ahnt, dass er das Gesicht schon kennt, manchmal verunsichert, weil ihm eine Zuordnung fehlt. Einige Pflegekräfte erkennt er – zwar nicht mit Namen, auch nicht, wenn man sie ständig wiederholt; aber er kommt freundlich auf sie zu, streichelt vorsichtig die Wange und sagt: »Dich kenn ich schon.«

Neulich saßen wir am Kaffeetisch, als eine Pflegekraft nur mal kurz hereinschaut, um etwas abzuholen. Axel erkennt sie, freut sich und winkt ihr lebhaft zu. »Hanna, Hanna, komm mal her!« Hanna ist ein Synonym geworden für alle Frauen, die sich ihm zuwenden und freundlich mit ihm beschäftigen.

An zwei Nachmittagen in der Woche habe ich seit Mitte 2010 zusätzlich eine Altenpflegerin engagiert, die mich entlastet. Sie beschäftigt sich an diesen Nachmittagen ausschließlich mit meinem Mann. Ich habe das Gefühl, diese Zuwendung tut ihm gut. Er hat sehr schnell Vertrauen gewonnen und sie kann sehr gut mit ihm umgehen. Dass sie für ihn da ist, hat er sofort akzeptiert, er geht gern mit ihr spazieren und mag es, sich bei ihr einzuhaken. Zu ihr redet mein Mann wie mit mir und nennt sie ebenfalls Hanna, auch wenn sie immer wieder betont, sie sei aber Karin. Auch sie fragt er dann, ob sie ihn heiraten möchte. Schwierig wird es inzwischen, wenn wir ausnahmsweise zu zweit da sind, dann weiß Axel offensichtlich nicht mehr, wem er sich zuwenden soll. Obwohl wir beide uns keineswegs ähnlich sind, erkennt er offenbar nicht mehr gleich, wer nun die richtige Hanna ist. Die Altenpflegerin fragte mich, ob ich es aushalten könne, nicht mehr eindeutig als Person erkannt zu werden. Es ist ein Schritt, der weh tut. Auf der anderen Seite ist es aber auch ein Schritt, der entlastet. Ich kann ein Stück gehen, mich entfernen, ohne dass ich Angst haben muss, nicht ersetzbar zu sein. Bei allem Schmerz ist es auch Befreiung.

Am sichersten erkennt mein Mann Personen, die unmittelbar auf ihn zukommen und ihm direkt in das Gesicht sehen. Schaut man in eine andere Richtung und bückt sich sogar, dann wird er unruhig und fragt:»Wo bist du?« Auch wenn ich mich einmal in seinem Zimmer auf das Sofa lege, sieht er mich meistens nicht. Er sucht mich in Augenhöhe und hat keinen umfassenden Blick mehr. Wenn ich beim Spazierengehen möchte, dass er mir folgt und nicht nur hin und her geht, gehe ich rückwärts, öffne meine Arme wie bei einem kleinen Kind und fordere ihn auf zu kommen. Ich darf nur nicht allzu schnell gehen, er muss mir gut folgen können, dann hat er auch Spaß daran und beschleunigt seinen Schritt. Als ich ihn in einer solchen Situation auffordere:»Komm mit!«, antwortet er mir überraschenderweise ganz adäquat:»Das heißt: bitte.«

Axel sieht immer noch ausgesprochen gut. Er bemerkt sehr zeitig, wenn ihm beim Spazierengehen andere Mitbewohner begegnen und winkt ihnen freundlich zu. Auch einige der älteren Damen aus dem benachbarten Altenheim erkennt er wieder und begrüßt sie. Manchmal reicht er ihnen die Hand und gibt ihnen einen Handkuss mit einem galanten »Guten Tag, Madame«. Manche schauen etwas irritiert, die meisten freuen sich aber über die nette Begrüßung. Wenn ich merke, dass die Begegnung als unangenehm empfunden und abgewehrt wird, ziehe ich meinen Mann zur Seite, sage zu ihm »Das hast Du aber nett gemacht. Jetzt können wir weitergehen« und entschärfe so die Situation.

Früher war mein Mann ein sehr guter Beobachter. Er entdeckte in der Natur die kleinsten Lebewesen, sah sofort, wenn sich irgendwo etwas bewegte und konnte sich lange am Sonnenuntergang erfreuen. Beim Einzug in die WG hatten mein Mann und ich noch lange Spaziergänge unternommen. Wenn das Wetter es zuließ, liefen wir mehrere Kilometer bis in den nahegelegenen Wald und waren mindestens drei Stunden unterwegs. Er lief dort sehr gerne, sah sich interessiert die Umgebung an, fand immer wieder interessante Teile: Stöcke, Steine, Tannenzapfen. Einmal entdeckte er eine tote Blindschleiche, die er unbedingt mitnehmen wollte und in seine Hosentasche steckte. Mit etwas List konnte ich sie später herausholen. In dem langen und sehr harten Winter wurden die Spaziergänge kürzer. Wegen des Schnees waren mir die Wege zu gefährlich. Es war auch unmöglich, meinem Mann die dicken Winterstiefel anzuziehen. Im Frühjahr war die Lust zu laufen spürbar geringer geworden. Der Gang ist inzwischen schleppend und langsam. Der Weg wird nicht mehr zügig zurückgelegt, sondern in stetigem Hin und Her. So beschränkt sich unser Spaziergang meist auf den kleinen Park am Altenheim. Die Umwelt nimmt mein Mann nicht mehr so intensiv wahr. Er selbst entdeckt nicht mehr so viel und selbst, wenn ich ihn auf ein Eichhörnchen hinweise, sagt er nur »Ja, ja, ein Tier.« Es ist keine Begeisterung zu spüren. Beim Einzug in die WG war auf dem Gelände ein Pfau, der seinen Schlafplatz direkt vor dem Fenster meines Mannes hatte. Bei Anbruch der Dunkelheit gingen wir in sein Zimmer und beobachteten, wie der Pfau über mehrere Stationen – Mauer, Garagendach, Ecke mit Mauervorsprung – seinem Schlafplatz zuflog. Mein Mann hatte jeden Abend seine Freude daran. Leider ist der Pfau inzwischen verstorben. Aber nach einem Jahr kann ich mir auch nicht mehr vorstellen, dass mein Mann daran Interesse hätte. Nur an einem schönen Sonnenuntergang hat er immer noch Freude. Er schaut in den Himmel und ist begeistert: »Guck mal, ganz hell. Schau mal, wie schön!«

Auffallend ist die Benennung der Farben. Zuerst hielt ich es für ein gelegentliches Versehen, wenn ein rotes Kissen blau genannt wurde. Aber allmählich zeigt sich, dass die Bezeichnung der Farben sehr willkürlich ist. Axel will mir häufig etwas mit Hilfe der Farbe zeigen. »Schau mal das Gelbe da.« Nur das Gelbe ist nicht gelb. Ich durchschaue allerdings nicht, ob es sich bei diesen »Fehlern« um ein Problem der Wahrnehmung oder der Sprache handelt.

Das auditive Vermögen scheint bisher weitgehend unbeeinflusst zu sein. Laute Geräusche allerdings empfindet Axel nun stärker als sehr störend. Besonders über das Ein- und Ausräumen der Geschirrspülmaschine ärgert er sich. Allerdings kann er den Ort des Geräusches meist nicht mehr lokalisieren. »Sei doch nicht so laut. Schrei doch nicht so«, ermahnt er mich, wenn er von irgendwo störende Geräusche hört, die ich gar nicht verursacht habe. Er selbst flüstert oft oder spricht sehr leise. Er genießt es, Musik zu hören, allerdings jetzt weniger Rockmusik, sondern etwas leisere. Die Altenpflegerin erzählte, dass sie zusammen sitzend auf dem Sofa leise klassische Musik gehört haben. Sie stopfte ihm ein Kissen in den Rücken, er legte sich entspannt zurück, schloss die Augen und sagte: »Und jetzt träumen.«

Geruchs- und Geschmackssinn hängen eng zusammen. Beide sind bei Demenzkranken stark beeinträchtigt. Axel war ein ausgesprochener Geruchsmensch, der immer alles erst beschnupperte. Auch jetzt riecht er noch gern an mir und freut sich, wenn ich gut rieche. Ich war sehr erstaunt und konnte es kaum glauben, als er mir neulich sagte: »Du riechst gut, so wie früher.« Ich hatte tatsächlich mein altes Parfüm benutzt, das ich vor Jahren regelmäßig gebrauchte. Jetzt hatte es lange unbenutzt im Schrank gestanden. War das nun Zufall oder hatte er es tatsächlich erkannt?

Das Schmecken hat sich allerdings sehr verändert. »Das Geschmacksorgan befindet sich auf der Zunge. Es gibt uns lediglich die Information über süß, sauer, salzig und bitter. Alle anderen Geschmacksempfindungen entstehen beim Kauen und Schlucken durch zugeleitete Geruchsstoffe in der Nase. ... Nun verändert sich die Geschmackswahrnehmung durch die Zerstörung im Gehirn sehr. Es wird meist nur noch »süß« erkannt und alles andere schmeckt schal oder salzig«. [10] Auch bei meinem Mann stelle ich diese Veränderung fest. Wie die meisten Demenzkranken isst er mit Vorliebe süß. Wenn es Pfannkuchen gibt, isst er gerne selbständig. Dann braucht man ihn kaum aufzufordern. Ansonsten muss man sich schon meist zu ihm setzen und ihn erinnern, dass da noch Essen auf dem Teller ist. Aus dem Feinschmecker ist ein anspruchsloser Esser geworden. Auch Essen, die er früher verabscheute, wie Eintöpfe, Grünkohl oder Leberwurst, isst er jetzt. Selten hat man das Gefühl, er würde etwas zurückweisen, weil es ihm nicht schmeckt. Wenn aber auf dem Tisch gleichzeitig neben dem Mittagessen schon der Kuchen steht, dann greift er natürlich zum Kuchen.

Ein sehr wichtiges Organ der Selbstwahrnehmung ist der Tastsinn, der überwiegend durch die Hände erfolgt. Die Hände ertasten sehr viele Informationen über die Gegenstände, die mit den Augen alleine nicht erkennbar sind. Auch Axel fasst alles an. Ständig hat er etwas in den Händen, wenn er herumwandert, oft mehrere Gegenstände gleichzeitig: Besteck, Spielzeug, Kissen, Kulis. Er fasst viele Menschen an, entweder greift er zu ihren Händen oder streichelt ihr Gesicht oder den Kopf. Das hängt von der Vertrautheit ab. Mir und Freunden gibt er dauernd Küsschen, freut sich auch, wenn er geküsst wird. Immer wenn er spazieren geht, nimmt er die Hände oder hakt sich unter. Er will aber über den Körperkontakt bestimmen, wenn

10. Schaade a. a. O., S. 36

man ihn ungefragt anfasst, reagiert er unwillig. Ganz besonders unwirsch ist die Reaktion, wenn die Berührung unerwartet von hinten kommt. Wahrscheinlich kann er nicht mehr einschätzen, von wem dann der Kontakt kommt und ob er wirklich freundschaftlich ist. Aber auch eindeutig zärtliche Berührungen sind nicht immer willkommen. Liegt er im Bett und ich möchte ihm noch einen Gute-Nacht-Kuss geben, darf ich mich nicht zu sehr an ihn schmiegen. »Du drückst. Nicht auf meinen Bauch« ist dann die Reaktion. Beim Sitzen auf dem Sofa darf ich mich in seinen Arm kuscheln. Dann legt er seinen Kopf zärtlich an meine Seite, schnurrt wie eine Katze, lacht und freut sich.

Emotionen

Mein Mann war zu gesunden Zeiten ein sehr empathischer Mensch. Er verstand es, Menschen für sich zu öffnen. In ihren Gesichtern las er Besorgnis, Angst oder Trauer. Oft fragte er mich »Was ist los? Lass uns darüber reden«, wenn ich von mir aus das Gespräch noch gar nicht gesucht hatte. In seinem Beruf war das eine wichtige Fähigkeit. Er war besonnen, strahlte Vertrauen aus, hatte Verständnis, konnte analysieren und Ratschläge geben. Manchmal erzählte er mir von den Gesprächen, die er mit schwer kranken Patienten führen musste. Wenn er einer jungen Mutter erklären musste, dass sie unheilbar erkrankt war, oder einer Mutter von der Leukämie ihres Sohnes erzählte, bewegten ihn diese Gespräche tagelang und er nahm sich viel Zeit, adäquat damit umzugehen. Seine eigenen Gefühle allerdings verschloss er eher. Freuen konnte er sich unbändig, aber Angst oder Trauer, gar Verzweiflung erlebte ich selten bei ihm. Beim Tod seines Vaters sah ich ihn weinen. Sonst erlebte ich Gefühlsausbrüche nur, wenn er sich bedrängt fühlte. Darauf reagierte er sehr empfindlich und wurde zornig. Alles, was ihn in seinem Entscheidungsspielraum einzuengen schien, verabscheute er. Er brauchte die Vorstellung unendlicher Freiheit und offener Möglichkeiten. Fühlte er sich eingeengt, konnte er aggressiv sein und sein Intellekt ermöglichte ihm, überheblich und zynisch mit Wortwitz zu antworten. Oft entstand bei ihm gerade im Widerstand die Überzeugung, etwas trotzdem meistern zu können. Obwohl er sehr viel Energie hatte und viele seiner Lebensziele umsetzen konnte, blieb bei ihm oft das Gefühl: »Das kann doch nicht alles gewesen sein«.

Gerade aus diesem Lebensgefühl heraus war die Krankheit für ihn unerträglich. Manchmal sagte er mir: »Ich habe so viel Glück in meinem Leben gehabt. Vielleicht schaffe ich es auch diesmal. Vielleicht kommt noch ein Medikament, das mir helfen kann, ich bin doch schon einmal davongekommen.« Er meinte die schwere Kohlenmonoxydvergiftung, die ihn als Zwölfjährigen monatelang an das Bett gefesselt hatte. Auch damals hatte er es mit viel Energie geschafft, die Lähmungen zu überwinden, und hatte das Laufen wieder gelernt. Diese Erfahrung, es trotz der schlechten Prognosen schaffen zu können, hat sein Lebensgefühl sehr geprägt.

Trotzdem hat die Befürchtung, nicht mehr selbstbestimmt über sein Leben verfügen zu können, seit Beginn der Krankheit zu heftigen Gefühlsausbrüchen geführt. Die Wut auf die Fremdbestimmung zeigte sich noch einmal deutlich in der Abwehr der Waschaktionen, die er berechtigterweise als Angriff auf seine Autonomie verstand und gegen die er sich massiv zur Wehr setzte. Inzwischen sind seine Gefühle weicher geworden. Diese Wut kommt nur noch selten vor. Axel ist jetzt nach bald zwei Jahren WG-Erfahrung umgänglicher geworden. Seine Wut und Aggression sind leiser Trauer gewichen. Oft sagt er zu mir: »Ich bin so traurig«, ohne es näher benennen zu können. Es ist eine Grundstimmung in seinem Leben, die sich aber nicht zu einer Depression vertieft. Denn er lässt sich in dieser traurigen Stimmung immer schnell wieder auffangen.

Denn auf der anderen Seite gehörte zu seinem Leben immer eine Liebe zu anderen Menschen, eine Offenheit und Bereitschaft, sich auf sie einzulassen, und eine große Freude an den Möglichkeiten, die das Leben bietet. »Das Leben ist ein Großes.« Dieser Satz, den er eines Abends zu mir sagte, klingt ein wenig pathetisch, bezeichnet aber durchaus sein Lebensgefühl. Dieses Gefühl ist auch bei der fortschreitenden Demenz lebendig geblieben. Axel strahlt Freude aus, wenn er sich anderen Menschen nähert. Es ist einfach rührend, wenn er auf fremde Menschen zugeht und sie begrüßt: »Wie schön, dass Sie da sind. Das haben Sie aber nett gemacht. Danke, schön von Ihnen.« Auch die Liebesbezeugungen mir gegenüber sind von einer berührenden Weichheit. »Ich habe dich lieb. Merkst du das?« Genauso wie die immer noch vorhandene Fürsorge: »Wenn du Probleme hast, sag es. Dann komm ich sofort.« Diese Fürsorge gilt nicht nur den Menschen, die ihm nahestehen. Er lädt immer wieder Menschen zu sich ein: »Wenn du willst, kannst du zu mir nach Hause kommen.« Die freundliche Offenheit ist ihm geblieben und gelegentliche Abwehrreaktionen von Menschen, die ihn als aufdringlich empfinden, haben ihn bisher nicht verstört. »Menschen sind das Wichtigste«, sagt er mir immer wieder, diese Grundhaltung für sein Leben ist also auch beim Fortschreiten der Krankheit erhalten geblieben. Er ist seit über sieben Jahren krank und noch immer kann er seine Lebendigkeit an seine Umgebung vermitteln. Wenn er nicht gerade einen schlechten Tag hat, ist es immer noch eine Freude, ihn um sich zu haben.

Mein Leben allein

Seit mein Mann nicht mehr in unserer gemeinsamen Wohnung wohnt, ist mein Leben zweigeteilt. Einen großen Teil meiner Zeit verbringe ich weiterhin mit ihm. Zu Beginn war ich täglich vom späten Vormittag bis zur Schlafenszeit bei ihm. Jetzt, da er sich zunehmend zu Hause fühlt, gehe ich nach dem Mittagessen zu ihm und bleibe bis zum Abend. Ich lebe mit einem Partner und doch lebe ich weitgehend allein und muss mir mein Alleinsein immer noch erarbeiten. Ich kann sehr gut nachempfinden, was Wadenpohl in einem Interview bei der Untersuchung zur Auswirkung der Demenz bei Paaren beschreibt: »Der Mann ist gewohnt, als Teil eines Paares aufzutreten und nun alleine zu einer Feier zu gehen ist nicht auszuhalten. Hierzu müsste er sich als Single verstehen, was nicht seiner tatsächlichen Lebenssituation entspricht. Darüber hinaus entzieht ihn seine Situation, die wesentlich durch die demenzielle Erkrankung seiner Partnerin geprägt ist, auch der Gemeinschaft, sodass er nicht mehr in der Lage ist zu feiern. Für den Interviewpartner ist nicht mehr die gesellschaftliche »Normalität« der gewohnte Rahmen, sondern die »Ausnahmesituation« Demenz ist zum Alltag geworden«. [11]

Auch ich bin gespalten: einerseits möchte ich gerne einmal abschalten und mich nicht mehr mit der Krankheit meines Mannes beschäftigen, andererseits bin ich gekränkt, wenn sich Freunde nicht nach dem Befinden meines Mannes erkundigen und ich nicht ausführlich erzählen kann. Ich fühle mich bei Freunden zum einen geborgen, weil ich mich nicht verstellen muss, da alle wissen, welche Probleme mich beschäftigen. Zum anderen fühle ich mich bei ihnen heimatlos, weil ich meinen Mann gerade in vertrauter Umgebung, in der er immer an meiner Seite war, besonders vermisse. In Situationen, in denen er früher der Dominantere war, ist eine Begegnung ohne ihn für mich schwieriger. Wenn seine Freunde nach Axel fragen, wird der Verlust umso deutlicher, wenn sie nicht fragen, denke ich, warum haben sie so wenig Interesse. Einfacher ist es für mich,

11. *Wadenpohl, Sabine: Demenz und Partnerschaft. Freiburg im Br.: Lambertus-Verlag 2008, S. 143*

mit ehemaligen Kollegen oder Freundinnen zusammen zu sein, bei denen Axel keine so große Rolle gespielt hat. Das Leben ist sehr viel einsamer geworden, auch weil ich selbst meine Rolle noch nicht gefunden habe.

Zu Beginn des Alleinelebens war es mir ein starkes Bedürfnis, die Wohnung so zu gestalten, dass ich sie als meine eigene empfinden konnte. Ich löste das Arbeitszimmer meines Mannes auf, trennte mich von seinen Möbeln und medizinischen Büchern und machte daraus einen kleinen Arbeits- und Gästezimmerbereich. Auch die übrige Wohnung ließ ich renovieren und stellte die Möbel so um, dass ich mich jetzt allein darin wohl fühlte. Das war eine schnell getroffene Entscheidung, aber diese Aktivitäten dämmten den Schmerz der Trennung etwas. Gerade die Auflösung des Schreibtisches brachte viele Erinnerungen zum Vorschein, alte Fotos und Briefe, Dokumente und Einladungen. Doch ich wollte diesen Schnitt möglichst schnell hinter mich bringen. Ich hätte es nicht ertragen, täglich in das nicht mehr benutzte Zimmer zu gehen. Mein Mann lebt ja noch, wenn auch jetzt woanders. Zurückkehren wird er vermutlich nicht und wenn, dann würde er sich nicht an frühere Zeiten erinnern. Ich wollte mich auf diese neue Situation einstellen und nicht mehr dauernd zurückblicken. In meiner Partnerschaft in der Schwebe brauchte ich ein Zuhause, in das ich mich zurückziehen konnte, in dem ich mich sicher fühlte. Manchmal beschleicht mich ein Gefühl, als hätte ich zu früh nicht mehr rückgängig zu machende Tatsachen geschaffen. Was wäre, wenn Axel doch noch einmal zurückkäme und sich erinnerte? Was wäre, wenn er mir Vorwürfe machen würde, ich hätte ihn aus unserem gemeinsamen Leben herausgeworfen? Aber ich weiß, dass es sich um meine Schuldgefühle handelt und dass mein Mann nicht wieder gesund werden wird.

Schuldgefühle bleiben bei jeder Entscheidung, egal was man tut. Was ist das Beste für meinen Angehörigen? Ich muss entscheiden, ohne dass ich den Betroffenen fragen kann, wie er sich fühlt, was er für sich am liebsten hätte. Auch wenn man meint, sich gut zu kennen, ist es sehr schwer, zu entscheiden. Ich entscheide so gut ich kann und meine auch, dass es meinem Mann nicht schlecht geht. Er ist jetzt fröhlich und lacht viel. Trotzdem frage ich mich oft, wie er entschieden hätte. Doch er ist kein Partner mehr, der mir antworten würde. Die Bürde ist sehr groß. Immer bleibt die Frage, wie egoistisch ist es, mir den Freiraum zu schaffen, etwas für mich zu tun. Kann ich feiern, kann ich Feste oder Urlaub genießen, wenn ich weiß, er ist allein? Diese Schuldgefühle prägen den Alltag.

Das Schwierigste ist sicher, den Partner und mit ihm die Intimität einer Beziehung zu verlieren. Man lebt mit einem Partner, der nur noch sehr eingeschränkt reagieren kann. Durch den Verlust der Erinnerung und des kognitiven Vermögens ist die Verbindung auf die Gefühlsebene reduziert. Die gefühlte Vertrautheit bezieht sich auf freundliches, zugewandtes Umgehen miteinander und kann von vielen Personen erreicht werden. Ich spüre jetzt, dass ich immer austauschbarer werde, und vor diesem Schritt habe ich große Angst. »Die Beziehung der alten Paare kann sich auszeichnen durch eine über Jahrzehnte gewachsene Ganzheitlichkeit, durch eine Dichte des Zusammenlebens und des Aufeinander-angewiesen-Seins, angesichts derer andere Personen in Distanz geraten. ... Diese Exklusivität der Lebensgemeinschaft wird mit dem Einzug in ein Altenheim an die Institution abgetreten und die nicht demenziell veränderten Partner/innen werden zu Menschen »von außerhalb«. Dies wirkt sich umso gravierender aus, als dass die Menschen mit Demenz ihre Lebensgefährt/-innen evtl. nicht mehr in der aktuellen Zeit kognitiv erkennen, und primär auf das Empfinden von Vertrautheit und Geborgenheit reagieren, unabhängig davon, wer ihnen diese Gefühle vermittelt«. [12] Im Moment braucht Axel mich noch. Wie lange wird das so sein? Und brauche ich ihn noch? Er ist für mich die wichtigste Person in meinem Leben und durch niemanden zu ersetzen. Wir haben eine gemeinsame Geschichte, die uns beide wesentlich geprägt hat. Miteinander haben wir uns mit allen Ecken und Kanten entwickelt, aber auch mit einer großen Zuneigung und mit viel Verständnis. Ich habe diese Erinnerung und diese Erinnerung wird täglich erneuert und ergänzt durch das Erfahren einer neuen Dimension von Leben.

Das Erleben einer demenziellen Erkrankung bei einer vertrauten Person hat für mich zu einer Veränderung der »normalen« Lebensrealität geführt. Die Hektik des Berufslebens mit seinen Wichtigkeiten und vollen Terminkalendern ist kaum mehr vorstellbar. Das Lebensgefühl hat sich verändert. Die Zeit scheint langsamer zu laufen, wenn ich in die WG gehe. Ich kann nicht mehr planen, was ich gerne erreichen möchte, sondern muss mich jeden Tag wieder auf meinen Mann einlassen und erspüren, was ich ihm Gutes tun kann. Es ist ein spontanes Leben, im Hier und Jetzt, geprägt von Axels momentanen Möglichkeiten und Befindlichkeiten. Da mein Mann sich nicht mehr erinnert, was er gerade getan hat, kann er seine Begegnungen und Tätigkeiten nur noch begrenzt einordnen. Er lebt überwiegend im authentischen Augenblick. Dabei wird diese Welt immer weniger von der Sprache bestimmt. Mimik, Gestik, Verhalten und Laute sind die Form der Kontaktaufnahme und Mitteilung. Zwar bin ich fähig, diese Art der Kommunikation einzuordnen und in den biographischen und zeitlichen Kontext zu stellen, in dem Moment aber gehe ich direkt auf sie ein und vermeide rationale Deutungen. Ich stelle meine Bedürfnisse hintan, die Begegnung wird spielerisch, manchmal sogar kreativ. Dabei

12. Wadenpohl a. a. O., S. 40

versuche ich, ihm das Du zu sein, an dem sein Ich sich erspüren und reiben kann. Dadurch erreiche ich eine emotionale Nähe, die mein Leben auf nie gekannte Weise bereichert. Ich erlebe ein großes Vertrauen, eine Zugewandtheit und eine Offenheit, die mich glücklich machen.

Gleichzeitig erfüllt mich die Verantwortung, die ich übernehme, mit einem Gefühl der Stärke. In den letzten Jahren habe ich viele Entscheidungen in Bereichen treffen müssen, in denen ich mich nicht auskannte. Inzwischen bin ich viel sicherer geworden und meine Selbstständigkeit ist gewachsen. Immer wieder werde ich gefragt, ob ich auch genug »für mich« tue. Natürlich ist die Zeit für die Interessen, die mich vor der Erkrankung meines Mannes ausgefüllt haben, sehr begrenzt. Die sozialen Kontakte zu alten Freunden sind seltener geworden, weil ich die frühen Abende meist mit meinem Mann verbringe und dann oft zu erschöpft bin, um noch etwas zu unternehmen. Aber ich empfinde die Gesellschaft mit meinem Mann, so anstrengend sie manchmal ist, meistens als Bereicherung. Ich bin gern mit ihm zusammen. Er gibt mir eine große gefühlsmäßige Nähe. Die Beschäftigung mit der Demenz bringt mir sehr viele neue Einblicke in das Leben, sie hat mein soziales Netz verändert und eine ganz neue Dimension des Verständnisses geschaffen. Ich will die Krankheit nicht schönreden und denke, dass die Schwierigkeiten, damit umzugehen, im Bericht sehr deutlich geworden sind. Da aber die Probleme oft überhand nehmen, liegt mir daran, auch die Möglichkeiten der Nähe und Emotionalität darzustellen. Demenz ist zur Zeit das Thema meines Lebens und alles, was ich dafür tue – lesen, fortbilden, schreiben – tue ich für mich, um die Krankheit besser zu verstehen und damit umgehen zu können.

Für mich war es wichtig, die Bedingungen so zu gestalten, dass ich die Kraft und den Freiraum hatte, meinem Mann die in den verschiedenen Stadien seiner Krankheit jeweils nötige Aufmerksamkeit zu geben. Ohne die Unterbringung in der WG wäre das nicht machbar gewesen. Der Abschied aus dem gemeinsamen Leben wurde erst durch mein wachsendes Vertrauen in den Pflegedienst möglich. Es hat lange gedauert, bis ich akzeptiert habe, dass ich nicht zwingend die beste Pflegerin für meinen Mann bin, sondern dass auch andere durch ihre Ausbildung und Erfahrung über eine ausreichende Kompetenz verfügen. Die gute Zusammenarbeit mit den Pflegenden hat mir erst wieder die Freiheit gegeben, die notwendige Achtsamkeit, Vorsicht und Ruhe zu entwickeln, um die Beziehung zu meinem kranken Mann aufrechtzuerhalten. Axel sagt mir immer noch, wenn ich ihn frage, was wichtig sei: »Das Wichtigste sind die Menschen.« Die Achtsamkeit füreinander und die Demut im Umgang mit den Möglichkeiten und Fähigkeiten anderer Menschen ist etwas, was ich von ihm gelernt habe.

Wir feiern deinen Geburtstag, den zweiten in der WG. Ich habe dich nicht mehr nach Hause in unsere Wohnung geholt wie noch im letzten Jahr. Wir feiern in deinem Zuhause. Wir sind hier angekommen. Du fragst immer seltener danach, wo ich hingehe und wenn du beim Spazierengehen fragst, ob wir wieder nach Hause gehen, ist es dir nur wichtig, wieder ins Warme zu kommen. Eine neue Umgebung macht dich nur unruhig. Am liebsten gehst du die gleichen Wege, siehst die gleichen Leute. Du bist dann zufrieden. Wir haben Geburtstag gefeiert mit ein paar Freunden. Ich habe Kuchen gebacken und wir haben zusammen am Kaffeetisch gesessen. Du hast gestrahlt. Die Geschenke hast du nur beiläufig gesehen. Sie waren nicht wichtig. Den Stoffhund, den deine Schwester dir mitgebracht hat, fandest du erst doof, dann trugst du ihn im Arm und nanntest ihn den Hund. Du hattest die ganze Nacht zuvor nicht geschlafen, warst fröhlich singend auf dem Flur auf und ab spaziert. Auch am Nachmittag warst du gut gelaunt. Du gingst auf die Leute zu, warst aufgeräumt, plaudertest mit

allen sehr freundlich, schienst deinen alten Kollegen und Freund
sogar zu erkennen. Aber du warst sehr müde. Deine Schwester
und dein Freund saßen neben dir und versuchten dich zu stüt-
zen, aber einen Moment passten sie nicht auf und du schlugst mit
deinem Kopf auf den Tisch. Doch das störte dich nicht weiter. Du
setztest dich wieder aufrecht und schliefst am Tisch weiter. Du
lebst in deiner Welt, aber du scheinst zufrieden zu sein. Wenn
es dir gut geht, überträgt sich dein Strahlen auf die anderen. Du
verstehst es immer noch, gute Laune zu verbreiten und andere
Menschen fröhlich zu machen. Nach kurzem Schlaf standest du
auf, liefst freundlich in der Wohnung auf und ab, zogst dich dann
in dein Zimmer zurück und schliefst bereits um 6 Uhr tief und
fest bis zum nächsten Morgen. Es war ein schöner Nachmittag
für mich. Wir haben eine warme Zärtlichkeit für einander, die
uns Geborgenheit gibt. Du gibst mir kleine Küsse auf den Mund
und sagst: »*Wir küssen uns aber jeden Tag.*« *Mich berühren diese*
Worte und Gesten und ich genieße sie, solange ich sie noch habe.
Ich werde dich jeden Tag küssen, immer, wenn du es zulässt.

Das Fortschreiten der Krankheit

Die Veränderungen durch die Krankheit zeigen sich jetzt im
fortgeschrittenen Stadium vor allem in der verbalen Kommunikation. Manchmal scheint es mir, ein Wort folgt dem anderen
und beim Sprechen variiert es schon wieder und verändert sich.
Mein Mann fängt einen Satz an und endet dann lachend »Räterä«. Er merkt selbst, dass er unverständlich wird, kann aber
das Wort nicht mehr finden und verheddert sich immer mehr
im Räterä. Antworte ich ihm »Das finde ich auch räterä, das
machst du gut«, ist er zufrieden und fängt ein neues Thema an.
Die Bewohner untereinander kommunizieren auf erstaunliche
Weise. Mein Mann spricht auf seine Art mit einer Bewohnerin,
die ihn daraufhin bewundert: »Sie sprechen aber eine interes-

sante Sprache. Ganz ungewöhnlich für einen Hamburger.« Sie nimmt ihn in seinen Defiziten gar nicht wahr, sondern akzeptiert seine Ausdrucksweise, auch wenn sie nichts versteht. Beide stehen sich gegenüber und unterhalten sich, mein Mann streichelt manchmal der Frau über die Wange oder gibt ihr einen Handkuss. Sie verstehen sich ohne nachvollziehbare verbale Verständigung. Interessant fand ich eine Bemerkung der alten Frau, als Axel seine Hände auf ihre Schultern legte: »Jetzt sagen Sie mir mal, was das jetzt heißt. Sie reden ja mit den Händen.«

Mein Mann genießt diese Akzeptanz sichtbar und wenn niemand da ist, der sich über ihn ärgert oder seine Missachtung offen zeigt, ist er fröhlich. Manchmal braucht er auch jetzt eine Bestätigung seines Wertes. »Wer ist Axel? Was ist der für ein Typ?«, fragt er ohne erkennbaren Anlass. Wenn ich antworte »Axel ist ein ganz lieber Mann«, dann lächelt er über das ganze Gesicht und gibt mir einen Kuss. Ganz selten kommt noch »Ich bin doch Arzt«. Ich versuche, seine Selbstwahrnehmung und sein Selbstwertgefühl zu stärken und ihm immer wieder zu sagen: »Das ist Axel. Das hat er gut gemacht« oder wenn wir an seine Zimmertür mit seinem Namensschild kommen: »Schau, da steht Axel. Das bist du.«

Inzwischen sind in die WG zwei neue Mitbewohner eingezogen, deren Erkrankung noch nicht so weit fortgeschritten ist, sodass ich ganz verschiedene Krankheitsstufen beobachten kann. In den zwei Jahren seit dem Bezug der WG haben sich alle Bewohner verändert. Die beiden Frauen, die bereits in den Achtzigern sind, waren mehrfach so schwach, dass wir glaubten, sie müssten sterben. Beide sind in den verbalen Äußerungen sehr reduziert, aber sie verstehen offenbar Sätze, die kurz und präzise gesprochen werden wie »Möchten Sie Kaffee trinken?«. Sie antworten oft adäquat mit ja oder nein und verhalten sich entsprechend. Ihre Mobilität hat sich in den zwei Jahren sehr verschlechtert. Ohne Hilfe ist ein Laufen nicht mehr möglich. Oft werden sie in einen Rollstuhl gesetzt, weil die Schwäche auch die Sturzgefahr erhöht. Bei Frau S. ist man zur sogenannten Bodenpflege übergegangen, weil sie sich durch Aufstehen und Fallen mehrfach verletzt hat. Sie schläft auf einer am Boden liegenden Matratze, wird dort gepflegt. So kann sie nicht mehr fallen und sich selbst verletzen. Auf eine Fixierung oder ruhigstellende Medikamente kann verzichtet werden. Trotz der großen Einschränkungen sehe ich bei beiden Frauen einen starken Lebenswillen. Soweit es möglich ist, haben sie am Leben teil und in ihren Augen kann ich Zuwendung oder Ablehnung lesen, auf keinen Fall Leblosigkeit.

Das Verhalten von Herrn B. hatte sich innerhalb weniger Wochen dramatisch verändert. Er lief sehr unruhig, fast gehetzt durch die Wohnung, fand auch nachts keine Ruhe. Erst ein Krankenhausaufenthalt mit einer Neueinstellung der Medikamente beruhigte ihn. Seine Situation hat sich wieder deutlich verbessert, aber trotzdem ist er desorientiert und weiß nicht, was er tun soll. Er macht weiterhin einen unzufriedenen Eindruck, schiebt die Verantwortung dafür aber nicht mehr seinen Töchtern zu, sondern ist einfach nur unglücklich. Aber auch beschäftigen lässt er sich nur sehr schlecht, da er wenig Lust verspürt, sich an Gemeinschaftsaktivitäten zu beteiligen.

Bei den beiden später hinzugekommenen Frauen hat die Krankheit ebenfalls weitere Spuren hinterlassen. Besonders bei Frau A. sind körperliche Beschwerden hinzugekommen, die ihr Leben unabhängig von der Demenz erschweren. Unsere beiden »Neuzugänge« sind erst einige Wochen dabei, sie sind sehr mobil, wollen helfen und beschäftigt werden. Sie können noch weit mehr als unsere »Erstbewohner«, sind aber ausgesprochen bescheiden und freundlich, sodass ich davon ausgehe, dass sie sich bald eingewöhnen.

An meinem Mann und den anderen Mitbewohnern kann ich sehen, wie die Krankheit weiter fortschreitet und die Endphase habe ich schon deutlich vor Augen. In jedem Buch zur Krankheit wird die letzte Stufe beschrieben: völliger Gedächtnisverlust, Reduzierung der Sprache und des Erkennens, Orientierungslosigkeit, Inkontinenz, Verlust des Hunger- und Durstgefühls, Schluckstörungen, Mobilitätsverlust bis zur Bettlägerigkeit. Ich weiß das alles und beobachte es, kann es aber noch nicht in seiner Dramatik abschätzen. Ich sehe noch immer die Menschen, mit denen ich lebe, die auch bei schwerster Demenz keine seelenlosen Körperhüllen, sondern Menschen sind. Menschen, die mich ansehen, die auf Reaktionen und Zuwendung warten, die Liebe erhoffen. Auch wenn das Verstehen schwerfällt, bin ich immer noch im Dialog mit ihnen.

Gestern warst Du sehr müde. Du legtest dich auf das Bett und schliefst ein. Vorsichtig zog ich die Bettdecke unter dir vor und deckte dich zu. Du öffnetest die Augen, sahst mich an und sagtest ganz ernst: »Hanna, wie soll es denn weitergehen? Es kann sein, dass ich sterben muss.« Ich fühlte mich wie vor den Kopf gestoßen. Woher kam diese Klarheit? Ich beugte mich über dich und fragte: »Wie meinst du das?« Aber du hattest die Augen schon wieder geschlossen und schliefst. Ich war irritiert und verwirrt. Mir ging dieser Satz nicht aus dem Kopf. Hat es einen Sinn, dass du ihn gesagt hast? Hast du wirklich noch eine Vorstellung von dem, was du sagst? Ist da plötzlich wieder eine Schaltung in deinem Kopf hergestellt, die diese Klarheit für einen Moment ermöglicht? Oder schätze ich es überhaupt falsch ein und verstehst du viel mehr, als ich ahne? Die Verwirrung löste sich abends in hemmungslosem Weinen. Ich stehe hilflos vor einem Rätsel und niemand kann mir weiterhelfen. Es schmerzt, dich so zu erleben, weil es so wahr und klar ist, so als ob die Krankheit gar nicht da wäre. Aber es ist nur ein ganz kleiner Moment.

Seit zwei Jahren ist mein Mann jetzt in der WG und ich bin fast täglich bei ihm gewesen. Allmählich kann ich etwas loslassen in meinem Gefühl, immer für ihn verantwortlich zu sein. Das Vertrauen zu den Pflegekräften ist gewachsen. Ich kümmere mich kaum noch um die Körperpflege, ich kann das dem Fachpersonal überlassen und halte Axel für gut versorgt. Zum ersten Mal gönne ich mir eine Auszeit von einer ganzen Woche und fahre zu meiner Schwester, die versprochen hat, mich zu verwöhnen und zu unterstützen. Für diese Woche hatte ich die Familie und Freunde gebeten, mich bei den Besuchen in der WG zu vertreten. Es klappt wunderbar. Als ich zurückkomme und Axel frage, wie es ihm gehe, schaut er mich an wie immer. Ich bemerke weder eine überschwängliche Freude noch Ablehnung. Es ist alles wie immer. Er erkennt mich, zieht mich in die Wohnzimmerecke und flüstert mir zu: »Hanna, wir müssen doch ...« Dann küsst er mich und freut sich, dass ich da bin. Abends ist er ganz ausgelassener Stimmung, lacht viel, kitzelt mich und strahlt: »Das Leben ist das Schönste auf der Welt.« Auch einige Abende später sagt er ganz deutlich beim Einschlafen: »Mir geht es doch eigentlich ganz gut. Und wie geht es Dir?« Mit diesen Sätzen geht es auch mir gut.

Das Leben ist ein großes

Fast acht Jahre ist es her, dass bei meinem Mann die ersten Symptome seiner Erkrankung sichtbar wurden. Seit zwei Jahren wohnt er in der Wohn-Pflege-Gemeinschaft. Wenn ich ihn jetzt sehe, wie er sich in der WG bewegt, wie er auf andere Menschen zugeht, wie er sich versonnen mit Gegenständen beschäftigt, dann sage ich mir, dass er in sich selbst zu ruhen scheint. Wir haben eine gute Zeit miteinander. Die Phase der Hilf- und Orientierungslosigkeit steht nicht mehr im Vordergrund, er hat im Moment eine Heimat gefunden. Gelungen ist das, weil er

Vertrauen haben kann in die Menschen, die täglich mit ihm zusammen sind. Ihm wird Empathie und Respekt entgegengebracht. Die Verbindung zu meinem Mann ist in der liebevollen Zuwendung möglich. »Da sie sich auf eigene Urteile und Bewertungen immer weniger stützen können, werden Emotionen für Menschen mit Demenz zum Angelpunkt ihres Erlebens und sind damit auch erster Ansatzpunkt für angestrebte Kontaktaufnahme durch die Außenwelt«. [13] Die Begegnungen mit Dementen sind daher von großer Unmittelbarkeit und Direktheit.

Durch die Krankheit ist Axel aus der Gesellschaft herausgefallen. Sein Leben hat keine Struktur und gibt ihm keine Orientierung mehr. Er selbst ist nicht mehr fähig, seine Umwelt zu gestalten. In seiner kleinen Welt braucht er die ständige Rückversicherung, dass alles gut ist, dass er geborgen ist und geliebt wird. Diese Bedürfnisse nehme ich sehr ernst. Ich versuche nicht, meinen Mann zu infantilisieren. Er ist kein Kind, auch wenn die Defizite in der Sprache, in der Wahrnehmung, in der Erinnerung das manchmal so aussehen lassen. Doch er ist ein erwachsener Mensch mit einer individuellen Geschichte und er ermöglicht mir das Abenteuer einer offenen, kaum planbaren Begegnung. »Menschen mit Demenz leben so sehr in der Gegenwart, dass für sie selbst Planung, also Zukunft, nicht nachvollziehbar ist. Ihre Befindlichkeit schwankt minütlich, stündlich oder täglich. Bedürfnisse können nicht aufgeschoben werden, sondern müssen im Moment des Entstehens befriedigt werden, damit ein Gefühl der Selbstverwirklichung und somit der sozialen Akzeptanz entstehen kann. Für sie notwendige Struktur besteht aus der Unmittelbarkeit und gleichzeitigen Unbedingtheit und Verlässlichkeit der sie umgeben-

13. Muthesius, Dorothea, Jan Sonntag, Britta Warme u. a.: Musik – Demenz – Begegnung. Musiktherapie für Menschen mit Demenz. Frankfurt a. M.: Mabuse-Verlag 2010, S. 45

den Kontaktpartner, die extrem flexibel mit Situationen aller Art umgehen können. Das ist: Improvisationsfähigkeit«. [14] Das Leben als Möglichkeit ist das, was Axel beschreibt mit seinem Satz: »Das Leben ist ein Großes.« Dafür ist ein Herausgehen aus der normalen Welt nötig, ein Öffnen für die Einzigartigkeiten. Getragen wird das Miteinander durch den Humor als verständnisvolle Grundhaltung dem Leben gegenüber, die über die Unzulänglichkeiten hinwegsieht, auch Unsinnigkeiten und Ungerechtigkeiten aushält und nicht hadert.

14. *Muthesius a. a. O., S. 128*

Literaturliste

Erste Informationen über die Krankheit, über Angehörigengruppen und Beratungsstellen erhalten Sie über

Deutsche Alzheimer Gesellschaft e.V.
Selbsthilfe Demenz
Friedrichstraße 236
10969 Berlin
www.deutsche-alzheimer.de

Hilfreiche Ratgeber zum Leben im Alter bietet ebenfalls

Kuratorium Deutsche Altershilfe
An der Pauluskirche 3
50677 Köln
www.kda.de

Einführungen

Demenz: was wir darüber wissen, wie wir damit leben.
München: Dt. Verl.-Anst. 2010
Von Spiegel-Journalisten zusammengestellte Aufsatzsammlung.

Kastner, Ulrich
Handbuch Demenz. München, Jena: Elsevier, Urban & Fischer 2007
Umfangreiches Handbuch für Pflegekräfte.

Shenk, David
Das Vergessen. Alzheimer. Porträt einer Epidemie.
Leipzig, Hamburg, Berlin: Europa-Verl. 2005

Weih, Markus
Wie war das noch mal? Lernen, Vergessen und die
Alzheimer-Krankheit. Bern: Huber 2011
Gute Einführung eines Neurologen.

Wißmann, Peter und Reimer Gronemeyer
Demenz und Zivilgesellschaft. Eine Streitschrift.
Frankfurt: Mabuse-Verlag 2008

Wojnar, Jan
Die Welt der Demenzkranken. Leben im Augenblick.
Hannover: Vincentz Network 2007

Ratgeber für Angehörige

Alzheimer und andere Demenzformen. Ratgeber für Angehörige
v. Friedemann Müller u.a. Königswinter: Heel 2010

Alzheimer & Demenzen verstehen.: Diagnose, Behandlung; Alltag,
Betreuung. Wolfgang Maier u.a. Stuttgart: Trias-Verl. 2010

Buijssen, Huub
Demenz und Alzheimer verstehen. Erleben – Hilfe – Pflege: ein
praktischer Ratgeber. Weinheim, Basel: Beltz 2008

Engel, Sabine
Alzheimer und Demenzen. Unterstützung der Angehörigen: die
Beziehung erhalten mit dem neuen Konzept der einfühlsamen
Kommunikation. Stuttgart: Trias-Verl. 2006

Flemming, Daniela
Demenz und Alzheimer. Mutbuch für pflegende Angehörige und
professionell Pflegende altersverwirrter Menschen. Weinheim,
Basel: Beltz 2006

Haberstroh, J., K. Neumeyer, J. Pantel
Kommunikation bei Demenz. Ein Ratgeber für Angehörige und
Pflegende. Berlin, Heidelberg: Springer 2011

Kieslich, Sabine
Demenz: ein Angehörigen-Ratgeber. München: Südwest-Verl. 2008

Niklewski, Günter
Demenz. Hilfe für Angehörige und Betroffene. 3., aktualisierte Aufl.
Berlin: Stiftung Warentest 2010

Schützendorf, Erich
Vergesslich, störrisch, undankbar. München, Basel: Reinhardt 2008

Schwarz, Günther
Umgang mit demenzkranken Menschen. Bonn: Psychiatrie-Verl. 2009

Stechl, Elisabeth
Demenz – mit dem Vergessen leben. Frankfurt: Mabuse-Verl. 2008

Snyder, Lisa
Wie sich Alzheimer anfühlt. Bern: Huber 2011

Unbescheid, Margot
Alzheimer. Das Erste-Hilfe-Buch. Gütersloh: Gütersloher Verl.-Haus
2009

Zimmer; Maximillian
Ratgeber Demenzerkrankungen. Rechts- und Praxistipps für
Angehörige und Betreuer. München: Dt.Taschenbuchverl. Beck 2009.
(dtv 50672. Becks Rechtsratgeber.)

Erfahrungsberichte

Ben Jelloun, Tahar
Yemma. Berlin: Berlin Verlag 2007
*Der Schriftsteller beschreibt die letzte Zeit seiner an Alzheimer
erkrankten Mutter.*

Braam, Stella
»Ich habe Alzheimer«. Wie die Krankheit sich anfühlt. Weinheim,
Basel: Beltz 2007
*Eine niederländische Journalistin begleitet 3 Jahre lang die Pflege ihres
demenzkranken Vaters.*

Degnaes, Berit
Ein Jahr wie tausend Tage; ein Leben mit Alzheimer.
Düsseldorf: Walter 2006
Eine Norwegerin berichtet über das Leben mit ihrem an Alzheimer erkrankten Partner, der bereits mit 52 Jahren erkrankte und nach drei Jahren im Pflegeheim starb.

Engelbrecht-Schnür, Julia
Wo bist du? Demenz – Abschied zu Lebzeiten. Hamburg: Hoffmann und Campe 2009
Text-Foto-Reportagen über Kranke und ihre Angehörigen.

Hummel, Katrin
Gute Nacht, Liebster. Bergisch-Gladbach: Bastei Lübbe 2008
Bericht einer Ehefrau über die Pflege ihres demenzkranken Mannes bis zu seinem Tod.

Ich habe Fulsheimer. Angehörige und ihre Demenzkranken.
München, Hamburg: Dölling und Galitz 2009
Fotoreportagen von Kranken und ihren Pflegenden anläßlich des 20jährigen Bestehens der Alzheimer-Angehörigen-Gruppe in Berlin.

Ich spreche für mich selbst. Menschen mit Demenz melden sich zu Wort.
Frankfurt: Mabuse-Verl. 2010
Frühbetroffene berichten über ihre Erkrankung.

Jens, Tilman
Demenz. Abschied von meinem Vater. Gütersloh: Gütersloher Verl.-Haus 2009
Der Sohn des Rhetorik-Professors aus Tübingen setzt sich mit seiner schwierigen Beziehung zum Vater auseinander, nachdem dieser an Demenz erkrankte.

Offermans, Cyrille
Warum ich meine demente Mutter belüge. München: Kunstmann 2007
Der niederländische Journalist erlebt die Veränderungen seiner dementen Mutter und versucht darauf liebevoll zu reagieren.

Taylor, Richard
Alzheimer und Ich. Leben mit Dr. Alzheimer im Kopf. Bern: Huber
2008
*Ein an Alzheimer Erkrankter berichtet über seine Erfahrungen mit seiner
Umgebung und einen angemessenen Umgang mit der Krankheit.*

Das Vergessen erleben. Lebensgeschichten von Menschen mit einer
demenziellen Erkrankung.
Frankfurt: Mabuse-Verl. 2007

Witt, Jean
Feder der Stille. München: Goldmann 2008
*Ein ehemaliger Dominikanermönch beschreibt die fortschreitende
Demenz-Erkrankung seiner Frau in einem Brieftagebuch.*

Zander-Schneider, Gabriela
Sind Sie meine Tochter? Leben mit meiner alzheimerkranken Mutter.
Reinbek b. Hamburg: Rowohlt-Taschenbuch-Verlag 2006
*Erfahrungsbericht über die Veränderungen durch die Krankheit und den
Pflegealltag.*

Pflege und Therapie

Böhme, Gerhard
Förderung der kommunikativen Fähigkeiten bei Demenz. Bern: Huber
2008

Ganß, Michael
Demenz-Kunst und Kunsttherapie. Künstlerisches Gestalten zwischen
Genius und Defizit. Frankfurt: Mabuse-Verl. 2009

Feil, Naomi
Validation in Anwendung und Beispielen: der Umgang mit verwirrten
alten Menschen. 5., aktualisierte. Aufl. München: E.Reinhardt 2007

Gutzmann, Hans und Thomas Brauer
Sprache und Demenz. Diagnose und Therapie aus psychiatrischer und
logopädischer Sicht. Idastein: Schulz-Kirchner 2007

Kitwood, Tom M.
Demenz; der person-zentrierte Ansatz im Umgang mit verwirrten
Menschen. 5., erg. Aufl. Bern: Huber 2008

Körperpflege ohne Kampf. Personenorientierte Pflege von Menschen
mit Demenz. Ann Louise Barnick, Joanne Rader u.a. Bern: Huber 2008

Kohler, Susanne und Jörn Wieking
Ambulant betreute Wohngemeinschaften für Menschen mit Demenz:
ein Leitfaden für Angehörige. Hamburg: Freie und Hansestadt
Hamburg, Behörde für Soziales, Familie, Gesundheit und
Verbraucherschutz 2007

Leuthe, Friederike
Richtig sprechen mit dementen Menschen. München,
Basel: E. Reinhardt 2009

Lipinska, Danuta
Menschen mit Demenz personzentriert beraten. Dem Selbst eine
Bedeutung geben. Bern: Huber 2010

Moniz-Cook, Esme und Jill Manthorpe
Frühe Diagnose Demenz: rechtzeitige evidenzbasierte psychosoziale
Intervention bei Menschen mit Demenz. Bern: Huber 2010

Musik – Demenz – Begegnung: Musiktherapie mit Demenz.
Dorothea Muthesius u.a. Frankfurt: Mabuse-Verlag 2010

Sachweh, Svenja
Spurenlesen im Sprachdschungel. Kommunikation und Verständigung
mit demenzkranken Menschen. Bern: Huber 2008

Schaade, Gudrun
Demenz: therapeutische Behandlungsansätze für alle Stadien der
Erkrankung. Heidelberg: Springer 2009

Schweitzer, Pam und Errollyn Bruce
Das Reminiszenz-Buch. Praxisleitfaden zur Biografie und
Erinnerungsarbeit mit alten Menschen. Bern: Huber 2010

Weissenberger-Leduc, Monique und Anja Weiberg
Gewalt und Demenz. Ursachen und Lösungsansätze für ein Tabuthema
in der Pflege. Wien, New York: Springer 2011

Zeisel, John
»Ich bin noch hier!« Menschen mit Alzheimer-Demenz kreativ
begleiten – eine neue Philosophie.
Bern: Huber 2011

Einzelthemen

Breuer, Petra
Visuelle Kommunikation für Menschen mit Demenz. Grundlagen zur
visuellen Gestaltung des Umfeldes für Senioren mit (Alzheimer-)
Demenz. Bern: Huber 2009

Pröllochs, Christiane
Sterbebegleitung bei Demenzkranken. Marburg: Tectum-Verlag 2010

Wadenpohl, Sabine
Demenz und Partnerschaft. Freiburg: Lambertus 2008

Romane und Erzählungen

Alois und Auguste.
Geschichten über das Vergessen – Alzheimer und Demenz. Frauenfeld,
Stuttgart: Huber 2009

Ames, Greg
Der beste Tag in meinem Leben. Göttingen: Steidl 2010
*Ein Sohn kann die Demenz seiner Mutter nicht mehr ertragen und
überlegt, sie zu töten.*

Es schneit in meinem Kopf.
Erzählungen über Alzheimer und Demenz. München, Wien: Nagel
und Kimche 2006

Forster, Margaret
Ich glaube, ich fahre in die Highlands. 10.Aufl. Frankfurt: Fischer
Taschenbuch-Verl. 2006.
*Mit Humor werden die Bemühungen einer Familie geschildert, die an
Altersdemenz erkrankte Großmutter vor einem Heimaufenthalt zu
bewahren.*

Geiger, Arno
Der alte König in seinem Exil. München: Hanser 2011
*Der Schriftsteller beschreibt sensibel die Persönlichkeitsveränderungen
seines dementen Vaters und entdeckt neue Möglichkeiten, ihm zu
begegnen.*

Genova, Lisa
Mein Leben ohne gestern. Bergisch Gladbach: Lübbe 2009
*Eine amerikanische Wissenschaftlerin und ihre Familie müssen
erkennen, dass ihre zunehmende Vergesslichkeit Symptome einer
Alzheimer-Erkrankung sind.*

Gerster, Andrea
Dazwischen Lili. Basel: Lenos-Verl. 2008
*Die Autorin beschreibt die Überforderung der Familie durch die Pflege
der demenzkranken Schwiegermutter.*

Hacker, Katharina
Die Erdbeeren von Antons Mutter. Frankfurt: S.Fischer 2010
*Zum ersten Mal vergisst Antons Mutter, ihrem Sohn wie gewohnt die
selbst gemachte Marmelade zu schicken – erste Anzeichen ihrer Demenz.
Literarisch anspruchsvoller Roman.*

Schreiner, Margit
Nackte Väter. Zürich: Haffmanns 1997
*Eine junge Frau erzählt die Geschichte der Familie vor und während der
Alzheimer-Erkrankung des Vaters.*

Suter, Martin
Small world. Zürich: Diogenes-Verl. 1997
*Konrad Lang verliert immer mehr seine Alltagskompetenz durch
Altersdemenz, erinnert sich aber umso stärker an seine Kindheit und
entdeckt kriminelle Familiengeheimnisse.*

Filme

An ihrer Seite
Drehbuch und Regie: Sarah Pollev mit Julie Christie. Kanada 2008
Eine an Demenz erkrankte Frau bittet ihren Mann, sie in ein Heim zu bringen.

Eines Tages
Regie: Iain Dilthey mit Horst Janson. Deutschland 2009
Drei Geschichten zur Demenz zeigen die unterschiedlichen Stufen der Erkrankung. Lieferbar in der DVD-Box Demenz. Filmratgeber für Angehörige.

Iris
Regie: Richard Eyre mit Judi Dench. Großbritannien/USA 2001
Verfilmung der Erinnerungen von John Bailey an seine demente Frau, die Schriftstellerin Iris Murdoch.

Mein Vater
Regie: Andreas Kleinert mit Götz George. Deutschland 2005
Die Alzheimer-Erkrankung verändert die Persönlichkeit des 60jährigen Busfahrers und lässt ihn zur Belastung für die Familie werden.

Small world
Regie: Bruno Chiche mit Gérard Depardieu Deutschland/Frankreich 2010
Verfilmung des Bestsellers von Martin Suter.

Kinderbücher

Abeele, Veronique und Claude K.Dubois
Meine Oma hat Alzheimer. Giessen, Basel: Brunnen Verl. 2007
Bilderbuch ab 5 Jahre.

Baltscheit, Martin
Die Geschichte vom Fuchs, der den Verstand verlor. Berlin: Berlin Verlag Bloomsbury 2010
Bilderbuch ab 5 Jahre.

Langston, Laura and Lindsey Gardiner
Omas Apfelkuchen. Kiel: Wittig 2004
Bilderbuch ab 4 Jahre.

Mueller, Dagmar H und Verena Ballhaus
Herbst im Kopf. Meine Oma Anni hat Alzheimer.
Wien, München: Betz 2006
Bilderbuch ab 5 Jahre.

Nilsson, Ulf und Eva Eriksson
Als Oma seltsam wurde. Frankfurt: Moritz-Verl. 2008
Bilderbuch.

Schmidt, Almut Tina
Meinen Namen weiß Oma schon lange nicht mehr.
Berlin: Elefanten-Press 1999
Erzählung ab 10 Jahre.

Rotfuß, Veronika
Mücke im März. Hamburg: Carlsen 2008
Jugendbuch.